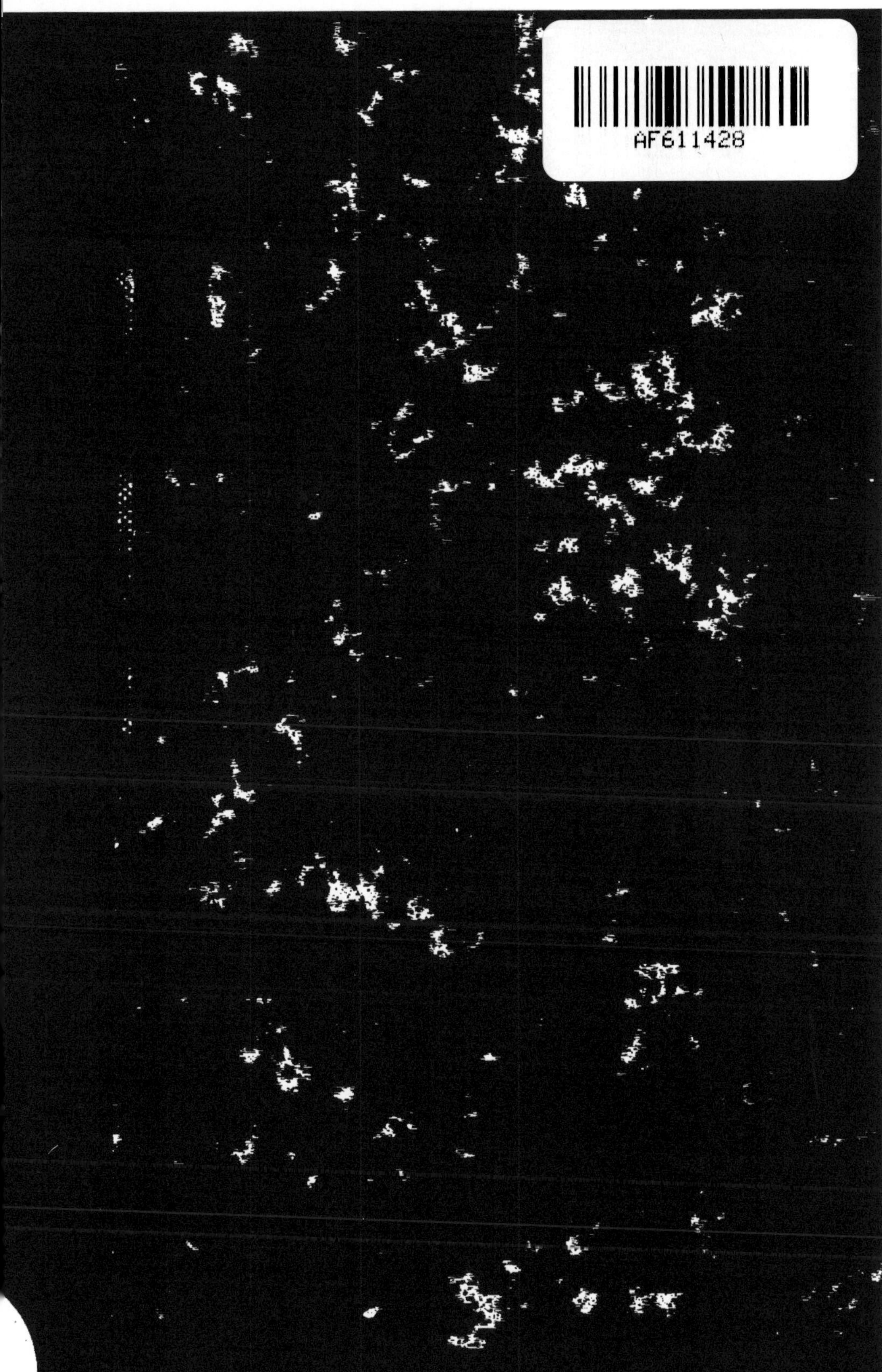
AF611428

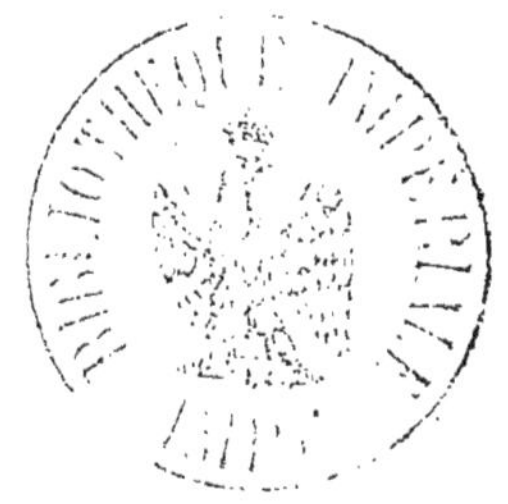

RECHERCHES EXPÉRIMENTALES

SUR UNE

NOUVELLE FONCTION DU FOIE

Paris. — Imprimerie de E. Martinet, rue Mignon, 2.

RECHERCHES EXPÉRIMENTALES

SUR UNE

NOUVELLE FONCTION DU FOIE

CONSISTANT DANS LA

SÉPARATION DE LA CHOLESTÉRINE DU SANG

ET

SON ÉLIMINATION SOUS FORME DE STERCORINE

(SÉROLINE DE BOUDET)

PAR

AUSTIN FLINT FILS

DOCTEUR EN MÉDECINE

Professeur de physiologie et de microscopie au Collége de médecine de Bellevue-Hospital
à New-York, et au Collége de Long-Island-Hospital,
à Brooklyn ; membre de l'Académie de médecine de New-York, etc.

PARIS

GERMER BAILLIÈRE, LIBRAIRE-ÉDITEUR

Londres	New-York
Hipp. Baillière, 219, Regent street.	Baillière brothers, 440, Broadway.

MADRID, C. BAILLY-BAILLIÈRE, PLAZA DEL PRINCIPE ALFONSO, 16.

1868

RECHERCHES EXPÉRIMENTALES

SUR UNE

NOUVELLE FONCTION DU FOIE (1)

« La cholestérine du sang est-elle un de ces produits destinés à être expulsés de l'économie, et par conséquent dépourvus d'action immédiate sur l'économie elle-même? Sa destination est tout à fait inconnue. » *Traité de physiologie*, par F. A. Longet. Paris, 1861. Tome I, page 488.

Cette phrase, tirée du traité de physiologie le plus élaboré que l'on possède, publié en 1861 au foyer de la science physiologique, exprime l'état de nos connaissances en ce qui regarde le rôle de la cholestérine. La cholestérine, découverte en 1782 par Poulletier de la Salle, dans des calculs biliaires, fut reconnue dans le sang, il y a plus de trente ans, par Denis; mais depuis lors, à l'exception de recherches purement chimiques sur ses propriétés, nos connaissances à ce sujet n'ont fait aucun progrès. Son histoire chimique elle-même est loin d'être

(1) C'est pendant le printemps et l'été de l'année 1862 qu'ont eu lieu les recherches qui servent de base à ce mémoire, publié en octobre de la même année, dans l'*American Journal of the medical science*.

parfaite, tandis que son histoire physiologique est inconnue. En 1833, Boudet découvrit dans le sang une substance qu'il appela séroline, principe qui a beaucoup de caractères communs avec la cholestérine, mais qui n'offre jusqu'à présent d'intérêt que comme un curieux principe immédiat qui se trouve seulement dans le sérum du sang (d'où son nom), et s'y trouve en quantité très-faible : en réalité, trop faible pour admettre l'analyse. Son rôle était aussi obscur que celui de la cholestérine.

En examinant ce qu'on a écrit sur ces deux substances, nous trouvons que, dans beaucoup d'ouvrages de physiologie, on ne traite pas de cholestérine. La séroline est même rarement mentionnée. Leur rôle est demeuré si peu connu, et en apparence si peu important, qu'on n'a pas avancé de théories à cet égard, et que les meilleures autorités en chimie, parlant de leur usage dans l'économie, se bornent à dire qu'il est inconnu. Dans la *chimie anatomique* de Robin et Verdeil, nous trouvons la cholestérine traitée sommairement en ces termes :

« *Le rôle physiologique qu'elle remplit dans l'économie est également inconnu.* »

Les mêmes auteurs disent de la séroline :

« *On ne sait pas comment se forme la séroline, ni quel est son rôle physiologique.* »

Bien que la physiologie de ces substances soit, comme on le voit, obscure ; bien que leur histoire doive encore peu à la chimie et ne doive rien à la physiologie, certains faits qui s'y rapportent semblent montrer qu'elles ne sont pas sans importance dans l'économie. On trouve la cholestérine dans le sang, la bile, le foie, la substance nerveuse, le cristallin, le méconium (mais non pas dans les fèces, comme on l'a écrit à tort), et, en outre, dans nombre de produits morbides. On la rencontre *constamment* dans ces points de l'économie; elle apparaît dans le sang aussitôt que ce fluide est formé et y existe jusqu'à la fin de la vie. Sa proportion dans le sang est augmentée par certaines conditions morbides, diminuée par d'autres. On a dit que la séroline existait toujours dans le sang, bien que jusqu'à présent on ne l'ait découverte nulle part ailleurs. Elle est, comme la cholestérine, un principe constant, et ces deux substances jouissent de beaucoup de caractères chimiques communs. Leur rôle est défini et important; et, si l'auteur n'exagère pas cette importance, dans son enthousiasme à explorer un champ parfaitement vierge encore, la connaissance des fonctions de ces substances sera d'un prix incalculable pour le médecin praticien, et la voie ainsi ouverte par la physiologie conduira à un vaste champ de recherches pathologiques. *Ce que la découverte du rôle de l'urée a fait pour les maladies comprises maintenant sous le titre d'urémie, la découverte du rôle de la cholestérine peut le faire pour les maladies obscures, que l'on pourra dorénavant classer sous le nom de cholestérémie.*

Nous ne devons pas être surpris de l'obscurité qui entoure le rôle de substances isolées avec beaucoup de difficulté, *que l'on n'a pas, d'ordinaire, trouvées dans les excrétions*, et si peu abondantes que leur investigation semblait être du ressort spécial du chimiste, leur étude ayant peut-être découragé les physiologistes. Mais il est étonnant qu'un liquide aussi important que la bile, le produit de la glande le plus considérable de l'économie, celui que l'on rencontre le plus constamment dans le règne animal, soit si peu compris. La bile a été regardée par les uns comme une excrétion, par les autres comme un liquide non pas excrémentitiel, mais digestif, et les physiologistes ont tellement concentré leurs efforts sur la solution de cette dernière question, que pas un n'a prétendu expliquer sa fonction excrémentitielle, si elle existe, et que les recherches sur sa fonction digestive nous ont laissés dans une obscurité presque absolue. Blondlot rapporte le cas d'un chien qui vécut cinq ans avec une fistule biliaire qui détournait, assure-t-il, toute la bile des intestins et la déversait à l'extérieur. L'animal ne présenta aucun symptôme fâcheux et mourut naturellement. Aucune portion de la bile n'avait passé dans les intestins, elle avait toute été évacuée. D'après cette observation, la bile semblerait n'être qu'un excrément. Schwann ainsi que Bidder et Schmidt, dans leurs nombreuses expériences, ne réussirent jamais à conserver plus de quelques semaines un chien soumis à cette opération; tous moururent avec les signes de l'inanition. Selon ces observations, l'office principal de la bile se rapporte à la nutrition; et comme elle est versée à la partie supérieure du tube digestif, il est probable qu'elle joue un rôle important dans la digestion. Mais Bidder et Schmidt ne nous expliquent pas sa fonction digestive; Blondlot ne dit ni quel principe elle élimine, ni quel serait le résultat de sa suppression.

A part quelques faits isolés, assez intéressants, mais n'indiquant rien de précis, voilà tout ce que nous savons sur le rôle de la bile. Mais quel est le physiologiste qui ne sent pas cette lacune de la science, et quel est le médecin praticien qui ne sent et ne comprend l'importance de ce rôle de la bile? Il n'est pas nécessaire d'examiner l'histoire naturelle et de montrer l'existence presque universelle du foie dans le règne animal, pour convaincre le médecin, au chevet du malade, de l'importance de la bile. Un patient souffre d'un mal vague, que l'on peut appeler état bilieux ou dérangement du foie, lequel est guéri d'une manière inexpliquée, par un purgatif mercuriel. Le praticien sait que la fonction du foie, comme organe sécrétoire de la bile, est importante, mais il ne l'apprend pas du physiologiste. Chaque médecin comprend que le foie a un rôle qui doit lui être expliqué par le physiologiste, avant qu'il puisse cesser de traiter empiriquement une classe nombreuse de maladies.

La bile remplit une fonction excrétoire importante, sujette à de nombreux dérangements; et c'est cette fonction que l'auteur de ce mémoire espère pouvoir décrire.

On voit, par les remarques qui précèdent, que l'histoire physiologique de la bile est encore à écrire. Le sujet offre trop d'intérêt et d'importance pour ne pas attirer l'attention des physiologistes expérimentateurs. Il est difficile, à première vue, de faire accorder les assertions diamétralement opposées que nous venons de citer, de la part d'expérimentateurs qui ont des droits égaux à notre considération. L'application d'une méthode philosophique à l'étude de la bile doit, avant toute chose, décider si elle est de nature excrémentitielle ou récrémentitielle. Dans le premier cas, quelle est la matière excrétée, et d'où vient-elle? Dans le second, quel est son rôle dans les divers phénomènes de la nutrition? Afin de mettre d'accord dans notre esprit, s'il était possible, les assertions opposées de Bidder et Schmidt et celles de Blondlot, nous entreprîmes, il y a quelque temps, d'établir des fistules biliaires sur des chiens. Nos premières expériences eurent lieu à la Nouvelle-Orléans, pendant l'hiver de 1860-61 ; mais toutes furent malheureuses, aucun des animaux n'ayant survécu à l'opération plus de trois jours. Interrompues alors, elles furent reprises pendant l'hiver de 1861-62, au collége de médecine de Bellevue Hospital. Après nombre d'essais aussi infructueux que ceux de l'hiver précédent, nous parvînmes à pratiquer l'opération très-rapidement, causant peu de perturbation dans les organes abdominaux, et sur l'un des sujets le succès fut complet.

Expérience I. — L'opération fut pratiquée en faisant dans la paroi abdominale, sur la ligne médiane, juste au-dessous du cartilage xiphoïde, une incision longue d'environ 7 centimètres. Le bord du foie étant relevé avec soin et le canal cholédoque isolé, deux ligatures furent posées, l'une très-près du duodénum, l'autre près du point de jonction des conduits hépathique et cystique; puis l'espace intermédiaire fut divisé. Le fond de la vésicule biliaire fut alors ramené vers la partie supérieure de la plaie et incisé sur une longueur d'environ 2 centimètres et demi; la vésicule fut vidée, et les bords en furent fixés à la peau par des points de suture interrompue. La plaie fut alors fermée avec soin autour de l'orifice de la vésicule biliaire.

Tel est à peu près le procédé recommandé par Blondlot, qui préfère cependant opérer sur l'animal à jeun, la vésicule biliaire étant alors gonflée et plus facile à trouver. Nous avons préféré opérer après le repas, lorsque la vésicule est comparativement vide, attendu qu'il n'est pas bien difficile de la trouver, et quand on en évacue le contenu, il y a moins de chance pour que la bile tombe dans la cavité du péritoine, ce qui est une des causes de la péritonite intense qui se déclare ordinairement à la suite de l'opération.

Le lendemain de l'opération, l'animal mangea bien, la bile coula abondamment par la fistule et n'avait aucun accès dans l'intestin, comme le prouva l'autopsie. Il ne survint pas d'autres symptômes que ceux produits par la dérivation de la bile de son canal naturel. L'opération eut lieu le 15 novembre 1861, et l'animal vécut trente-huit jours.

Dans aucune des observations dont nous avons vu la relation, l'animal n'a été aussi exempt de l'inflammation qui est la conséquence d'une opération si grave, et ce cas nous semble on ne peut plus favorable pour déterminer si un animal peut vivre quand la bile est détournée du tube intestinal et déversée par une fistule. L'animal perdit graduellement l'embonpoint et la force ; l'appétit, cependant, devint vorace, et il mourut d'inanition ; l'observation concordant dans tous les points importants avec les expériences de Schwann et celles de Bidder et Schmidt.

Expérience II. — Cette expérience fut entreprise dans le but de déterminer (si cela était possible) la quantité totale de bile sécrétée en vingt-quatre heures. Une fistule fut pratiquée dans le canal cholédoque par la section du canal et l'introduction d'un tube d'argent. L'expérience ne réussit pas au point de vue qui l'avait motivée, et, quarante-huit heures après l'opération, le tube se détacha. Après la chute du tube, la bile cessa de couler à l'extérieur et l'animal ne sembla éprouver aucune suite fâcheuse de l'expérience. Trente jours après l'opération, l'animal, parfaitement rétabli, fut sacrifié par la section de la moelle allongée, et l'on soumit les parties à un scrupuleux examen. Nous copions l'autopsie dans notre livre de notes :

« A l'autopsie, le foie adhère au diaphragme dans la plus grande partie de sa surface convexe. Le duodénum offre des marques d'inflammation limitée. Le foie lui-même est normal. A l'ouverture du duodénum, la papille qui marque l'orifice du canal cholédoque est normale en apparence. Un mince stylet d'argent est introduit dans ce canal. *Pendant quelque temps, il est impossible de trouver une communication entre la partie supérieure du canal et l'intestin ; mais enfin, après une patiente recherche* (*sachant qu'il ne s'était point échappé de bile à l'extérieur, et qu'une communication existait indubitablement avec le duodénum*), *une communication est découverte*. Dans le cas de Blondlot, il est probable qu'une communication s'était rétablie et était demeurée inaperçue. »

Dans l'observation remarquable rapportée par Blondlot, dans laquelle l'animal survécut si longtemps, le succès est attribué à ce fait que l'on empêcha le chien de lécher la bile à mesure qu'elle coulait de la fistule, et l'auteur constate que la nutrition commença à s'améliorer aussitôt que l'animal ne put se lécher. Désireux de n'omettre aucune des précautions adoptées, nous mîmes au chien de l'expérience I une muselière dont l'extrémité était couverte de toile cirée, de sorte qu'il lui était impossible d'avaler une seule goutte de bile. Cette muselière fut maintenue jusqu'à sa mort, mais ce soin n'eut aucun effet sur la nutrition. La bile coulait si abondamment par la fistule que toute la partie inférieure de l'animal en était couverte. Toutefois, ce ne fut qu'à l'autopsie faite dans la seconde expérience que nous nous expliquâmes la difficulté que nous avions éprouvée à mettre d'accord les observations des divers expérimentateurs que nous avons cités. Chez les animaux inférieurs, — chez les chiens au moins, — les conduits ont une tendance remarquable à se rétablir. Ce fait n'a guère pu échapper à quiconque a beaucoup opéré sur les glandes. Si, par exemple, on divise le canal pancréatique et qu'on y introduise un tube, il suffit que celui-ci soit enlevé ou se détache pour que le canal soit invariablement rétabli. C'est ce qui arriva dans l'expérience II, où le tube du canal cholédoque se détacha. Le conduit se rétablit, sans nul doute, car pendant près d'un mois il ne s'écoula pas de bile à l'extérieur, l'animal jouissant d'une parfaite santé et la bile étant nécessairement déversée dans l'intestin. Ce ne fut pourtant qu'avec une difficulté extrême que nous découvrîmes la communication au moyen de la sonde, et cela après de longues recherches, dirigées par la certitude de son existence. Prenant en considération la difficulté que nous avons éprouvée, dans ce cas, à trouver le passage, et après avoir discuté avec soin l'expérience rapportée par Blondlot, nous sommes arrivés à conclure que, dans son expérience, il y eut une communication qui échappa à ses recherches, mais qui donna accès dans l'intestin à une grande quantité de bile (1).

Pour ce qui est des fonctions digestives de la bile, qu'il nous suffise de constater que nos expériences sur ce sujet nous ont porté à croire que ce fluide joue dans la digestion un rôle important : si important, qu'il est indispensable à la vie. Toutefois, la nature de ce rôle n'est pas comprise, et ne peut être déterminée que par une longue et minutieuse série de recherches expérimentales qui nous entraî-

(1) On trouve le compte rendu de cette expérience dans un article intitulé : *Essai sur les fonctions du foie et de ses annexes*, par N. Blondlot. Paris, 1846. L'autopsie de l'animal, faite plus de cinq ans après l'établissement de la fistule, fut publiée dans un petit mémoire complémentaire du précédent, intitulé : *Inutilité de la bile dans la digestion*. Paris, 1851. Nous n'avons pas eu l'intention de discuter à fond les vues de Blondlot et autres sur le rôle de la bile dans la digestion. Nous traiterons ce sujet dans un autre mémoire consacré principalement à l'étude des propriétés digestives de la bile ; pour le moment, nous nous proposons de nous occuper seulement de ses fonctions excrémentitielles.

neraient à traiter la question tout entière de la digestion. Nous espérons pouvoir l'exposer dans un autre mémoire. Mais il y a une fonction de la bile qui est entièrement distincte de la précédente. Elle consiste à séparer du sang la cholestérine, substance excrémentitielle formée par désassimilation de certains tissus. Bien qu'elle ne soit pas expulsée du corps sous forme de cholestérine, car elle subit une transformation préalable, c'est sous cette forme qu'elle est séparée du sang et versée dans l'intestin par le canal cholédoque. C'est ce nouveau rôle excrémentitiel de la bile qui formera le sujet principal de ce mémoire, et nous traiterons plus tard de sa fonction récrémentitielle, si nécessaire pour compléter l'histoire physiologique de ce fluide.

Nous verrons que la cholestérine est la plus importante des matières excrémentitielles séparées par le foie, comme l'urée est la plus importante de celles séparées par les reins; de sorte que l'étude de cette substance embrassera nécessairement la fonction dépurative du foie. Nous commencerons donc par la cholestérine, et nous nous efforcerons de montrer dans quelle partie de l'économie elle se forme, en suivant le sang dans son passage à travers les divers organes. Cela nous entraînera nécessairement à décrire les procédés chimiques employés pour son extraction. Puis nous tâcherons de montrer, par la même méthode d'investigation, quel est le point de l'économie où la cholestérine est séparée du sang. Nous aurons ensuite à la suivre en dehors de ce liquide, et à étudier les changements qu'elle subit dans son passage à travers le canal intestinal. Après avoir décrit sa formation dans les tissus, sa séparation du sang par le foie, et enfin son élimination, nous nous efforcerons de montrer en concluant les efforts produits sur l'économie par l'interruption de cette fonction du foie. Cela nous introduira dans le domaine de la pathologie, et nous verrons surgir une foule de maladies qui peuvent dépendre du trouble apporté dans cette fonction excrétoire du foie. Nous serons amenés à tracer d'une manière plus définie la ligne de démarcation entre des conditions morbides dans lesquelles il y a simplement résorption du principe colorant (non dangereux) de la bile, et ces maladies dans lesquelles la séparation de certaines parties excrémentitielles du sang n'a pas lieu. Ces conditions morbides, on le sait, diffèrent beaucoup quant à la gravité, et leur distinction est d'une haute importance. Ce dernier état morbide, caractérisé par la rétention de la cholestérine dans le sang, sera traité sous le nom de CHOLESTÉRÉMIE.

CHOLESTÉRINE.

CARACTÈRES CHIMIQUES. — La cholestérine est une substance non azotée qui possède toutes les propriétés des corps gras, excepté celle d'être saponifiée par les alcalis. Sa formule chimique est représentée par C^{25}, H^{22}, O. Elle appartient à une classe de matières grasses non saponifiables que Lehmann a groupées sous le nom de *lipoïdes*. Cette classe se compose de la cholestérine et de la séroline, substances animales; de la castorine et de l'ambréine, retirées du castoréum et de l'ambre. Il y ajoute une matière découverte par Bush dans une tumeur utérine, *inostéarine*. La cholestérine est neutre, inodore, cristallisable, insoluble dans l'eau, soluble dans l'éther, très-soluble à chaud dans l'alcool, mais fort peu à froid. Elle brûle avec une flamme blanche, n'est point altérée par les alcalis, même après une ébullition prolongée. Traitée par l'acide sulfurique concentré, elle donne naissance à une couleur rouge particulière que des auteurs ont mentionnée comme caractérisant la cholestérine. Nous avons trouvé qu'elle partage cette propriété avec la séroline (1).

Formes des cristaux. — La cholestérine peut être facilement et sûrement reconnue à la forme de ses cristaux, dont les caractères sont découverts au microscope. Ils sont rectangulaires ou rhomboïdaux, extrêmement minces et transparents, de différentes grandeurs, avec des bords distincts et généralement réguliers. Ils sont fréquemment disposés par couches, et les bords des cristaux inférieurs apparaissent au travers de ceux qui les recouvrent. Cet agencement des cristaux a lieu quand la cholestérine se présente en quantité considérable. Dans les spécimens pathologiques, ils sont généralement peu nombreux et isolés. Les tables de cholestérine offrent souvent à un de leurs angles un clivage dont les lignes sont parallèles aux bords; elles sont fréquemment brisées, et

(1) Cette réaction de la séroline est mentionnée par Bérard, *Cours de physiologie*. Paris, 1851, t. III, p. 117.

la ligne de rupture est ondulée. Lehmann attache une grande importance à la mesure des angles du rhomboïde. Suivant lui, les angles obtus sont de 100° 30′, et les angles aigus de 79° 30′. Nous avons examiné récemment un grand nombre de spécimens de cholestérine retirée du sang, de la bile, du cerveau, du foie, et provenant de tumeurs, et nous sommes convaincus que ses cristaux n'ont pas d'angles fixes. Les tables sont souvent rectangulaires et parfois presque en losange. C'est à leur transparence, au parallélisme de leurs bords et à leur tendance à se briser selon des lignes parallèles que nous les reconnaissons pour être formées de cholestérine. Lehmann semble considérer les tables de cette substance comme des cristaux réguliers à angles invariables. D'après des examens faits pendant le phénomène de la cristallisation, nous sommes portés à croire que ces tables ne sont point des cristaux, mais des fragments de feuilles arrangées comme celles du mica, et que leur ténuité rend très-fragiles. En étudiant un spécimen provenant de méconium, extrait par l'alcool bouillant, nous avons pu voir une pellicule transparente se former à la surface du liquide peu de temps après son refroidissement. Celle-ci, examinée au microscope *in situ*, en agitant le liquide aussi peu que possible, était distinctement marquée de longues lignes parallèles. Quand le liquide fut en partie évaporé, la pellicule se divisa et prit la forme ordinaire des tables de cholestérine, seulement celles-ci étaient plus grandes et plus régulières. La beauté des tables, à cette période, ne saurait se représenter fidèlement. Elles étaient extrêmement minces et régulièrement divisées en feuilles délicates, avec le clivage des angles qui caractérise la cholestérine. A mesure que le foyer de l'instrument changeait, on découvrait de nouvelles couches diversement agencées. Nous avons essayé de donner une idée de la forme de ces tables dans la figure 1 ; mais naturellement il est impossible de représenter leurs bords pâles mais remarquablement distincts. Ainsi que l'a remarqué Ch. Robin, les bords de ces cristaux sont imparfaitement représentés par une ligne ; il n'y a pas de ligne dans l'objet lui-même, mais le bord indique où la table cesse.

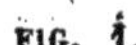

FIG. 1.

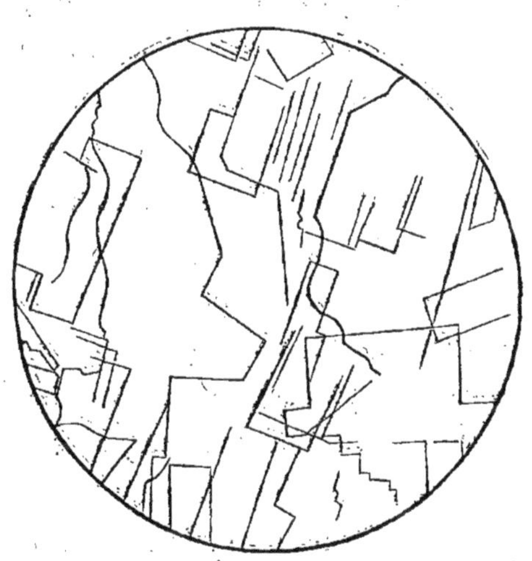

Cholestérine extraite du méconium. Objectif : $\frac{1}{10}$ de pouce.

Les cristaux sont ordinairement incolores ; mais, quand ils se rencontrent dans un liquide coloré, ils peuvent prendre une teinte jaunâtre, et même devenir très-foncés. Néanmoins, ils peuvent encore être reconnus à la forme caractéristique que nous venons de décrire.

Les cristaux de cholestérine fondent à 145° cent., mais se reforment quand la température retombe plus bas. Selon Lehmann, on peut les distiller dans le vide à 360 degrés sans décomposition. La détermination du point de fusion de la cholestérine est un des moyens de la distinguer de la séroline, qui fond à 35°, 55.

Où SE TROUVE LA CHOLESTÉRINE. — La plupart des auteurs disent que l'on trouve la cholestérine dans la bile, le sang, le foie, le cerveau, les nerfs, le cristallin, le méconium et les matières fécales. Nous l'avons trouvée invariablement dans tous ces milieux, excepté dans les fèces, où nous ne l'avons rencontrée qu'une seule fois, malgré de nombreuses recherches; et, en relisant les ouvrages de ceux qui ont étudié cette substance, nous n'en trouvons aucun qui l'ait reconnue dans les fèces normales. On la trouve en abondance dans le méconium, d'où on l'extrait peut-être le plus aisément à l'état de pureté, et on l'a retirée des excréments d'animaux en hibernation; mais, bien qu'on puisse accidentellement la rencontrer dans les fèces pendant la maladie, ou chez les animaux après une longue abstinence, nous sommes convaincus qu'elle ne s'y trouve jamais dans les conditions normales. L'analyse des matières fécales est si peu attrayante, qu'elle a été fort négligée par les chimistes, et jusqu'à ces dernières années, où Marcet en a fait une analyse minutieuse (sur laquelle nous reviendrons plus loin), les travaux de Berzelius constituaient toutes nos données sur ce sujet. La cholestérine est l'élément principal des calculs biliaires, qui ne contiennent d'ordinaire que de la cholestérine, des matières colorantes et du mucus. On la trouve dans un grand nombre de dépôts morbides. Il y a peu de tumeurs cancéreuses qui ne présentent, à l'examen, des tablettes de cholestérine, et elle est très-abondante dans les tumeurs enkystées. Selon Robin, les dépôts athéromatiques que l'on rencontre dans la tunique intermédiaire des artères sont souvent composés de cholestérine. Elle forme parfois des tumeurs distinctes ou des dépôts dans la substance du cerveau. Nous avons eu dernièrement l'occasion d'examiner, à l'hôpital de Bellevue, une tumeur du cerveau formée de cholestérine presque pure. On l'a fréquemment reconnue dans le fluide de l'hydrocèle, dans celui des kystes de l'ovaire, dans le tubercule cru, les tumeurs épithéliales et le pus. Elle est en très-faible quantité dans les fluides organiques. Nous avons fait à ce sujet de nombreuses analyses quantitatives du sang, dont nous donnons le résultat dans le tableau suivant, où nous avons compris celles d'autres physiologistes. On y voit aussi la proportion que nous avons trouvée dans les autres milieux où elle se rencontre. Les variations obtenues dans les différents points du système circulatoire et dans la maladie formeront un autre tableau. Nous croyons que la quantité qui existe dans le cerveau et dans le cristallin n'a jamais été indiquée.

Tableau de la quantité de cholestérine dans divers milieux.

MILIEUX.	OBSERVATEURS.	QUANTITÉ EXAMINÉE.	CHOLESTÉRINE pour 1000 part.
		Grammes.	
Sang veineux (homme).......	Becquerel et Rodier	......	0.090
— (femme).......	Becquerel et Rodier	......	0.090
— (femme), 35 ans.	A. Flint fils......	20,221	0.445
— (homme), 22 ans.	A. Flint fils......	12,171	0.658
— (homme), 24 ans.	A. Flint fils......	6,653	0.751
Bile humaine..............	Frerichs..........	......	1.600
— de bœuf normale......	Berzelius.........	......	1.000
— humaine..............	A. Flint fils......	14,551	0.618
Méconium..................	Simon............	......	160.000
Méconium..................	A. Flint fils......	11,500	6.245
Cerveau humain............	A. Flint fils......	10,351	7.729
Cerveau humain............	A. Flint fils......	9,776	11.456
Cristallin de bœuf (1)......	A. Flint fils......	8,742	0.907

(1) Quatre cristallins de bœuf, lesquels étaient frais, furent employés dans cette analyse.

État sous lequel la cholestérine existe dans l'organisme. — La cholestérine existe dans les fluides de l'organisme à l'état de solution, mais on ne sait pas encore d'une manière certaine par quels constituants elle est maintenue en cet état. On affirme que les sels de la bile ont le pouvoir de la maintenir en solution dans ce liquide, et que la petite quantité d'acides gras contenus dans le sang la maintiennent dissoute dans ce liquide : mais on n'a pas fait d'expériences directes sur ce sujet. Dans la substance nerveuse et dans le cristallin, elle est unie molécule à molécule aux autres éléments qui composent ces tissus. Une fois déversée dans le canal intestinal, quand elle n'est pas changée en stercorine, on la trouve sous la forme cristalline, comme dans le méconium et dans les fèces des animaux en hibernation. Dans les fluides pathologiques et les tumeurs, on la rencontre sous la forme cristalline, facile à reconnaître par l'examen microscopique.

Procédé d'extraction de la cholestérine. — Sans entrer dans la description des procédés employés par d'autres observateurs, pour extraire la cholestérine du sang, de la bile et de ces divers tissus, nous nous bornerons à décrire celui que nous avons reconnu le plus facile dans nos analyses de cette substance. Dans les analyses de calculs biliaires, le procédé est très-simple. Il suffit de pulvériser la masse, de la traiter par l'alcool bouillant, et de filtrer à chaud; la cholestérine se dépose pendant le refroidissement. Si les cristaux sont colorés, on peut les redissoudre et filtrer au charbon animal. Tel est le procédé qu'ont employé Poulletier de la Salle, Fourcroy et Chevreul. Ce n'est que dans le cas où cette substance est unie à des matières grasses que son isolation offre quelque difficulté. Pour l'extraire du sang, nous avons opéré sur le sérum et sur le caillot réunis, et cela nous a permis de démontrer son existence dans ce liquide en quantités plus considérables que celles observées par ceux qui n'ont traité que le sérum. Voici le procédé d'analyse quantitative que nous avons adopté après de nombreux essais.

Le sang, la bile ou le cerveau, selon le cas, sont d'abord pesés avec soin, puis desséchés au bain-marie, finement pulvérisés, et traités pendant un espace de douze à vingt-quatre heures par l'éther, dans la proportion d'environ cinq centimètres cubes pour chaque gramme du poids original, ayant soin d'agiter de temps en temps le mélange. L'éther est alors séparé par filtration ; une nouvelle quantité de ce liquide est versée sur le filtre pour laver tout vestige de matière grasse, et la solution est livrée à l'évaporation (1). Si les matières, et principalement le sang, ont été bien pulvérisées, l'éther les divise efficacement et pénètre toutes les particules. Quand l'éther a disparu, le résidu est traité par l'alcool bouillant dans la proportion d'environ un centimètre cube par gramme du poids original du spécimen, filtré à chaud dans un verre de montre creux, et livré à l'évaporation spontanée. Afin de maintenir le liquide chaud pendant la filtration, le tout peut être placé dans le réceptacle d'un grand bain-marie ; ou bien, comme la filtration est ordinairement rapide, on peut chauffer l'entonnoir en le plongeant dans de l'eau chaude ou en l'exposant à la vapeur, prenant soin ensuite de bien l'essuyer. Nous avons ainsi la cholestérine mêlée à des matières grasses saponifiables. Quand le liquide est évaporé, on peut voir dans le verre de montre la cholestérine cristallisée mêlée à des masses de corps gras. Ceux-ci sont déplacés par saponification au moyen d'un alcali, et pour cela, nous y ajoutons une solution modérément concentrée de potasse caustique, que nous laissons en contact avec le résidu pendant une ou deux heures. S'il y a beaucoup de matière grasse, il vaut mieux

(1) On peut recueillir l'éther par distillation, au lieu de le laisser évaporer ; mais, vu la petite quantité que l'on emploie d'ordinaire, cela n'en vaut guère la peine.

soumettre le mélange à une température un peu au-dessus du point d'ébullition; mais dans les analyses du sang, cela n'est pas nécessaire. Le mélange est alors abondamment dilué en versant sur lui, dans un petit filtre, de l'eau distillée, et il est lavé jusqu'à ce que le liquide en sorte neutre. Alors nous séchons le filtre et le remplissons d'éther qui, à son passage, dissout la cholestérine. L'éther est évaporé, le résidu dissous par l'alcool bouillant, comme nous l'avons dit, l'alcool recueilli dans un verre de montre pesé d'avance, et livré à l'évaporation. Le résidu consiste en cholestérine pure dont le pesage indique la quantité.

On peut, au moyen du microscope, vérifier l'exactitude de ce procédé. Les cristaux affectent, sous l'instrument, une forme si distincte, qu'il est facile de déterminer, par l'examen du verre de montre, si l'on a obtenu la substance à l'état de pureté. On peut aisément estimer la quantité de cholestérine en opérant sur un ou deux grammes de sang. Dans les analyses de matière cérébrale et de bile, nous trouvons nécessaire de filtrer au charbon animal la première solution éthérée, afin de la dépouiller des matières colorantes. Dans ce cas, on doit laver le charbon avec un surplus d'éther, jusqu'à ce que la solution qui en découle ait atteint le volume primitif. Les autres manipulations sont les mêmes que dans l'examen du sang. En traitant le méconium, nous avons trouvé les cristaux de cholestérine fournis par la première solution alcoolique si purs qu'il n'était pas nécessaire de les soumettre à l'action d'un alcali.

Rôle de la cholestérine. — Par suite des expériences

que nous avons faites sur les animaux inférieurs, et en conséquence de certains faits mis en relief par des observations sur le sang humain, à l'état sain et morbide, nous croyons avoir été mis à même de résoudre le problème du rôle de la cholestérine.

La cholestérine est un produit excrémentitiel, formé en grande partie par la désassimilation du cerveau et des nerfs, séparé du sang par le foie, déversé à la partie supérieure de l'intestin grêle avec la bile, transformé, pendant son trajet dans le canal alimentaire, en stercorine (séroline de Boudet), substance qui diffère très-peu de la cholestérine et est évacuée comme telle par le rectum.

La citation placée en tête de ce mémoire exprime l'état actuel de la science en ce qui concerne la cholestérine. Cependant, malgré l'insuffisance de nos connaissances sur son rôle, quelques auteurs d'ouvrages de chimie physiologique et de physiologie, se basant sur les données restreintes que nous avons à ce sujet, s'en occupent comme d'une substance excrémentitielle. Pour ce qui est de ses relations avec le cerveau, les uns pensent qu'elle y est formée et plus tard entraînée par le sang, tandis que d'autres croient qu'elle est formée dans le sang et déposée dans le cerveau. Toutes les opinions sur ses propriétes excrémentitielles sont, bien entendu, fondées sur la supposition qu'elle est évacuée avec les fèces. Les matières excrémentitielles étant éliminées du corps, celle-ci doit trouver une issue par le rectum, puisque, dans l'état normal, elle n'existe pas dans l'urine. Ces conjectures n'ont guère attiré l'attention du monde savant, et ces idées étant basées sur la supposition que cette substance existe dans les excréments, tombent d'elles-mêmes devant le fait que personne ne l'y a encore trouvée. Ce fait, que la cholestérine est si généralement considérée comme l'un des constituants des fèces, peut s'expliquer ainsi : Elle est déversée dans le canal alimentaire avec la bile; personne n'a encore démontré ce qu'elle devient, parce que la chimie des fèces est encore peu connue, et ainsi l'on a supposé qu'on la retrouvait dans les matières fécales. Les faits que nous possédons au sujet de la cholestérine font apparaître, il est vrai, comme possibles et même comme probables ses propriétés excrémentitielles; mais ces faits sont seulement suffisants pour permettre à l'investigation scientifique d'interroger avec intelligence la nature : ils ne résolvent pas la question. Dans les expériences qui forment la base de ce mémoire, ces questions ont été posées et la réponse obtenue; d'autres, sans avoir approfondi le sujet, semble-t-il, ont avancé de simples affirmations qui se trouvent, en quelque façon, être d'accord avec les faits. Il n'y avait qu'une manière de soutenir ces assertions, c'était de s'efforcer, comme nous, d'obtenir de la nature la réponse à nos questions.

Les livres que nous avons eu occasion de consulter, dans lesquels on trouve exprimée une opinion décidée sur le rôle de la cholestérine, sont ceux de Carpenier, Lehmann, Miahle et Dalton (1).

Dans la cinquième édition américaine de *the Human*

(1) Ces auteurs sont cités dans l'ordre de publication de leurs ouvrages.

physiology, de Carpenter, publiée en 1853, on trouve les lignes suivantes sur le rôle de la cholestérine :

« Il est également constaté qu'elle est un constituant » du tissu nerveux, car elle a été extraite du cerveau par » Conerbe et par d'autres expérimentateurs ; mais on » peut douter si elle n'est pas plutôt un produit de la » désassimilation de la substance nerveuse, lequel est » destiné à être repris par le sang, qui doit l'éliminer au » moyen des appareils excrétoires, comme la créatine, » qu'on peut extraire du suc de viande, ou l'urée, qu'on » peut retirer de l'humeur vitrée, et qui toutes deux sont, » à n'en pas douter, des matières excrémentitielles ; » car la cholestérine est un élément caractéristique de » l'excrétion biliaire, et a d'étroits rapports avec les » acides particuliers de celle-ci ; de telle sorte qu'il est » difficile de la regarder autrement que comme un pro- » duit excrémentitiel, dont la fonction la plus élevée est » d'aider à l'entretien de la calorification. Elle est sou- » vent séparée du sang en qualité de produit morbide ; » par exemple, on la rencontre souvent en quantité con- » sidérable dans le liquide de l'hydropisie, et particulière- » ment dans le contenu des kystes, et elle peut être » déposée à l'état solide dans des dégénérescences, » tubercules, concrétions, etc. (1). »

Lehmann dit à ce sujet :

« A en juger par la manière dont elle se présente, il

(1) *Carpenter's Principlex of Humann Physiology*, p. 74. Philadelphia, 1853.

» faut la regarder comme un produit de décomposition ; » mais de quelles substances provient-elle, et par quels » procédés se forme-t-elle? c'est ce qu'il est impossible » même de deviner. Malgré la ressemblance d'un grand » nombre de ses propriétés physiques avec celles des » graisses, il nous est difficile de supposer qu'elle dérive » de ces dernières, puisque les graisses, pour la plupart, » s'oxydent dans l'organisme, tandis qu'elles auraient à » se désoxyder pour se convertir en cholestérine (1). »

L'extrait suivant est tiré de l'excellent ouvrage de Miahle sur la chimie appliquée à la physiologie et à la thérapeutique ; Paris, 1856. C'est le paragraphe qui a pour titre : *Source de la cholestérine dans l'économie animale.*

« Nous venons d'examiner de quelle manière les corps gras pénètrent dans le sang. Des savants éminents ont soutenu que ces matières grasses venues de l'extérieur sont les seules qui existent dans l'économie, et que celle-ci est incapable d'en produire par elle-même. Aujourd'hui, c'est l'opinion inverse qui tend à prédominer, et la majorité des physiologistes pensent que certains corps gras prennent naissance au sein même de notre organisme. Cette dernière origine paraît au moins incontestable pour la cholestérine, qui n'a pas encore été retrouvée dans le règne végétal.

» Mais quelles sont les réactions chimico-physiologiques

(1) *Physiological chemystry*, by professor C. G. Lehmann, vol. I, p. 248. Philadelphia, 1855.

qui président au développement de cette matière grasse spéciale ?

» Il y a pour nous deux manières de comprendre la formation de la cholestérine aux dépens des éléments du sang. La cholestérine peut provenir des matières grasses ; elle serait, dans ce cas, comme le résultat final ou le dernier terme des modifications chimiques que subissent les matières grasses dans l'économie animale.

» Cette manière de voir est peu probable, car, pour qu'elle fût vraie, il faudrait que les corps gras, en s'oxydant, donnassent naissance à un composé plus riche qu'eux en carbone. On sait, en effet, que la cholestérine est, de tous les corps gras, celui qui contient le plus de carbone.

» Nous croyons donc devoir rejeter cette opinion et nous arrêter à la suivante :

» La production de la cholestérine peut être attribuée à une transformation des matières albuminoïdes, transformation analogue à celle qui a été signalée par M. Blondeau de Carolles dans le fromage, et que ce chimiste a désignée sous le nom de fermentation adipeuse. La forte proportion de carbone que contient la cholestérine et qui la rapproche des matières albumineuses, viendrait à l'appui de cette manière de voir. Le ralentissement de la circulation et le défaut d'oxydation qui en est la conséquence expliquent aussi pourquoi la cholestérine est en bien plus grande proportion dans les cavités closes que dans le sang lui-même.

» Quoi qu'il en soit de ces deux opinions, il est incontestable pour nous que, si la cholestérine n'est pas brûlée avec les autres matières propres à l'alimentation respiratoire, c'est uniquement à cause de son inertie chimique ; la cholestérine, en effet, est aux matières grasses ce que la mannite est aux matières sucrées, ce que l'urée est aux matières albuminoïdes, c'est-à-dire qu'elle constitue une espèce de *caput mortuum* dont l'organisme n'a plus qu'à se débarrasser. Il est certain aussi, pour nous, que si la cholestérine ne se rencontre pas dans tous les liquides excrémentitiels où figurent la plupart des autres produits existant dans le sang, c'est uniquement à cause de son insolubilité.

» Les remarques qui précèdent expliquent parfaitement, à nos yeux du moins, pourquoi on n'a jamais constaté la présence de la cholestérine dans l'urine de l'homme, soit sous forme de cristaux, soit à l'état de calculs, tandis que l'on trouve cette substance dans la bile, où elle forme souvent des calculs considérables. La cholestérine, en effet, est insoluble dans les liquides acides, tels que l'urine, tandis qu'elle est soluble dans les liqueurs savonneuses telles que la bile. Voilà uniquement pourquoi la cholestérine est excrétée par les voies biliaires (1). »

Enfin, dans le *Traité de physiologie humaine*, de Dalton, nous trouvons le paragraphe suivant, dans lequel est traitée la question de la cholestérine :

« Cholestérine ($C^{25}H^{22}O$). C'est une substance cristallisable qui ressemble aux graisses à beaucoup d'égards,

(1) *Chimie appliquée à la physiologie et à la thérapeutique*, par M. le docteur Mialhe, p. 191. Paris, 1856.

car elle est dépourvue d'azote, s'enflamme facilement, se dissout dans l'alcool et dans l'éther et est entièrement insoluble dans l'eau. Cependant, elle ne se saponifie pas au contact des alcalis, et elle se distingue à cet égard des substances grasses ordinaires. Elle se présente sous forme cristalline et mêlée de matière colorante dans les calculs biliaires, dont elle constitue un élément important, et on la trouve aussi dans différentes régions du corps, où elle entre dans la composition de divers produits morbides. Nous l'avons rencontrée dans le liquide de l'hydrocèle et dans l'intérieur d'un grand nombre de tumeurs enkystées. Les cristaux de cholestérine sont très-minces, sans couleur et transparents ; ce sont des tables rhomboïdales dont certaines portions sont souvent coupées par une ligne de clivage parallèle aux bords du cristal. On les rencontre fréquemment disposés en couches où les contours des cristaux inférieurs se montrent très-distinctement à travers la substance des cristaux placés au-dessus d'eux. La cholestérine ne se forme pas dans le foie, mais elle prend naissance dans la substance du cerveau et dans le tissu nerveux, d'où l'on peut l'extraire en grande quantité par l'alcool. Le sang l'enlève à ces tissus en l'absorbant, et l'emporte au foie, où elle est évacuée avec la bile (1). »

Les citations qui précèdent embrassent tout ce que

(1) *A Treatise on Human Physiology*, designed for the use of students et practitionners of medicine. By John C. Dalton, Ir., M. D., professor of physiology et microscopic anatomy in the College of Physiciams et Surgeons, New-York, etc., p. 189. Philadelphia, 1861.

nous avons pu trouver concernant le rôle de la cholestérine. Les citations de Miahle et de Dalton contiennent tout ce qu'ils ont dit sur ce sujet ; celles de Carpenter et Lehmann renferment seulement ce qui a trait à la fonction de cette substance, laissant de côté les détails chimiques. Entre les auteurs cités, Miahle, le plus complet sur ce sujet, est presque le seul qui présente des arguments à l'appui de ses idées; mais ses idées sont influencées par le point de vue purement chimique sous lequel il envisage la question, et sont imbues de théories sur la nourriture plastique et calorifique, aujourd'hui rejetées par beaucoup de physiologistes éminents, lesquelles trouveront, pensons-nous, si peu d'appui dans les nouvelles découvertes de la science, qu'elles seront bientôt universellement écartées, en tant qu'on leur donne le sens exclusif où il les a prises. Laissant de côté ces hypothèses, si nous examinons l'état actuel de la science, en ce qui regarde la cholestérine, nous trouvons que, jusqu'à ce jour, son rôle n'a pas été déterminé. Nous allons maintenant passer aux faits qui viennent à l'appui de nos assertions à ce sujet.

La cholestérine existe dans le sang, d'où l'on peut l'extraire à l'état de pureté, en même temps que l'on reconnaît sa proportion relative, par le procédé que nous avons déjà indiqué. Becquerel et Rodier ont fait des analyses du sang humain à l'état sain, au point de vue de cette substance, et ont obtenu les résultats suivants :

Sang veineux d'un homme.	0,09	parties pour 1000.
— d'une femme	0,09	—

Nous avons fait l'analyse quantitative de trois spécimens de sang humain à l'état sain ; en voici les résultats :

		Quantité de sang. Grammes.	Cholesté-rine. Grammes.	Proportion pour 1000 part.
Sang veineux du bras (homme)	35 ans.	20,211	0,009	0,445
— — nègre,	22 ans.	12,171	0,008	0,658
— —	24 ans.	6,653	0,005	0,751

Ces trois analyses ont été faites en même temps, et chaque spécimen soumis exactement au même procédé. Les résultats montrent une variation considérable à l'état sain. La différence n'a pas dépendu de l'état de la digestion, car les spécimens avaient tous été obtenus simultanément, et provenaient de prisonniers qui étaient soumis au même régime et mangeaient aux mêmes heures. On voit par ce tableau que nous avons obtenu une portion de cholestérine de cinq à huit fois plus forte que celle indiquée par Becquerel et Rodier. La seule explication que nous puissions donner, c'est que nous avons traité toute la masse du sang, tandis qu'ils ont analysé le sérum seul. Selon Boudet, il est nécessaire de pratiquer trois ou quatre copieuses saignées et de mêler le sérum qui en provient, pour obtenir la quantité nécessaire à une analyse suffisante. Nous avons opéré avec succès sur $2^{gr},5$ de sang, et nous ne doutons pas que nous ne puissions extraire de la cholestérine cristallisée et en calculer la proportion, en traitant de un ou deux grammes de sang. La pureté du produit est aisément démontrée au microscope. Nous concluons donc que le sang contient une proportion de cholestérine beaucoup plus grande qu'on ne l'avait d'abord supposé, et qu'elle varie considérablement chez les différents sujets, à l'état sain.

Vient maintenant la question de l'origine de la cholestérine. L'examen des points de l'organisme où on l'observe, montre qu'on la trouve le plus abondamment dans la substance du cerveau et des nerfs. On la rencontre aussi dans la substance du foie (où c'est probablement la bile qui la renferme), et dans le cristallin; mais, à part ces exceptions, on ne constate sa présence que dans le système nerveux et dans le sang. Deux hypothèses s'offrent à l'esprit, touchant son origine. La cholestérine est déposée dans la substance nerveuse par le sang, ou bien elle est formée dans le cerveau et emportée par le sang. Mais cette question peut être résolue d'une manière expérimentale, en faisant l'analyse du sang, au point de vue de la cholestérine, quand il se rend au cerveau par la carotide et en revient par la jugulaire interne. La cholestérine existant aussi dans les nerfs, et une grande quantité de substance nerveuse se rencontrant dans les extrémités, il est utile de faire en même temps l'analyse du sang veineux du système circulatoire général.

L'expérience suivante a été faite à propos de cette question :

Expérience III. — Un chien de taille moyenne, âgé d'environ six mois, à jeun, fut éthérisé. La carotide et la jugulaire interne du côté gauche furent mises à découvert, et on laissa se dissiper les effets de l'anesthésique. Deux heures plus tard il fut éthérisé de nouveau, et l'on tira du sang des vaisseaux suivants, dans l'ordre où ils sont nommés : 1° jugulaire interne; 2° carotide; 3° veine cave; 4° veine hépatique; 5° artère hépatique; 6° veine porte.

Lorsqu'on tira le sang des vaisseaux abdominaux, on appliqua une ligature à la veine cave, immédiatement après l'ouverture de l'abdomen, et on laissa couler un peu de sang; ce qui eut pour effet d'empêcher le sang des extrémités inférieures de se mêler au sang hépatique.

Alors, on tira du sang des veines hépatiques, ce qui présente quelque difficulté, car le sang obtenu est toujours plus ou moins mélangé avec celui qui revient par la veine cave thoracique, et une ligature fut appliquée sur l'artère hépatique et sur la veine porte. Puis du sang fut tiré de l'artère hépatique et de la veine porte. Un peu de bile fut tiré de la vésicule biliaire, et une portion du cerveau enlevée. Ces spécimens furent déposés dans des vases dont le poids avait été déterminé avec soin, et furent pesés; mais comme nous ne fîmes pas d'analyse quantitative, faute d'avoir alors perfectionné notre système d'extraction, il est inutile d'entrer dans les détails. Les spécimens furent séchés, pulvérisés et traités par l'éther; le résidu de l'évaporation fut traité par l'alcool chaud, et après évaporation spontanée, examinés successivement avec des objectifs grossissant de 70, 270 à 400 fois. Le résidu provenant du traitement de la bile et du cerveau consistait en cholestérine presque pure; mais dans tous les autres spécimens, excepté celui de la jugulaire interne, la présence de la cholestérine était douteuse. Tous contenaient, outre des masses de matières grasses ordinaires, des cristaux de stercorine (1). Il y avait plusieurs tables bien distinctes de cholestérine dans le spécimen provenant de la jugulaire interne. Les spécimens furent alors traités par une solution de potasse caustique, après quoi on les laissa reposer. Après deux jours, une partie de la solution alcaline fut enlevée au moyen de papier joseph, et une portion des précipités, déposés sur des lames de verre, furent examinés successivement au microscope avec des objectifs de $\frac{1}{6}$ et $\frac{1}{12}$ de pouce. Les verres de montre furent mis de côté à l'abri de la poussière, et examinés de nouveau après dix jours, leur contenu étant parfaitement sec. Voici le résultat de l'examen des spécimens du sang extraits de la carotide, de la jugulaire interne, de la veine cave et du cerveau. L'examen des autres échantillons n'entrant pour rien dans la question qui nous occupe, nous différons leur description.

Sang de l'artère carotide. — Le premier examen, trois jours après l'opération, révéla un grand nombre de petits cristaux de stercorine et des masses de matière

(1) La stercorine (ou séroline) est un corps non saponifiable se rapprochant de la cholestérine par beaucoup de ses propriétés chimiques, mais qui fond à une température bien inférieure. Boudet la découvrit dans le sérum du sang, vers 1833. Elle cristallise en aiguilles, que nous décrirons en détail en traitant de la manière d'extraire cette substance des fèces. Comme nous l'y avons trouvée en grande abondance, nous sommes disposés à douter de son existence comme constituant naturel du sérum du sang. Nous l'avons appelée *stertorine* par des raisons que nous expliquerons plus tard en détail.

grasse. Mais une recherche minutieuse ne nous fit découvrir aucun cristal de cholestérine.

Le second examen, dix jours plus tard, dévoila une petite quantité de cholestérine mêlée aux matières reconnues lors du premier.

SUBSTANCE DU CERVEAU. — En examinant au microscope la portion de substance cérébrale qui avait été extraite, nous avons toujours vu d'abondants cristaux de cholestérine. Robin décrit les cristaux provenant du cerveau comme plus minces et plus allongés que ceux des autres régions (1), nous avons aussi reconnu cette particularité.

SANG DE LA JUGULAIRE INTERNE. — Dans la première étude du spécimen de sang de la jugulaire interne, le sang ayant été traité par l'éther, celui-ci évaporé, et le résidu repris par l'alcool chaud, des tables bien distinctes de cholestérine se montrèrent. A cette période, on n'en pouvait découvrir dans aucun des autres spécimens de sang, malgré les recherches les plus délicates et les plus patientes. Après addition de potasse caustique, la cholestérine apparut en grande quantité, accompagnée de quelques cristaux de stercorine. Le lendemain, outre la cholestérine, nous trouvâmes une quantité considérable de nercorine.

SANG DE LA VEINE CAVE. — Le sang extrait de la veine cave, examiné onze jours après avoir été recueilli, offrit une grande quantité de stercorine, avec un petit nombre de cristaux bien distincts, mais rares de cholestérine.

(1) *Traité de chimie anatomique*, Robin et Verdeil. Paris, 1853, t. III, p. 57.

Ces expériences, les premières que nous ayons faites sur ce sujet, amènent aux conclusions suivantes : 1° *Le cerveau renferme une grande quantité de cholestérine* (ce qui avait d'ailleurs déjà été démontré); 2° *le sang qui se rend au cerveau contient une faible quantité de cholestérine, tandis que celui qui revient en contient beaucoup ;* 3° *le sang qui revient des extrémités inférieures et des organes pelviens contient plus de cholestérine que celui qui leur est fourni par le système artériel.*

Il suffisait de confirmer ces données par une investigation plus approfondie pour être à même d'en tirer cette conclusion importante *la cholestérine est formée dans certains tissus;* le tissu nerveux étant le seul où on la trouve, et le sang s'en chargeant pendant son passage au travers du grand centre nerveux, c'est par le système nerveux qu'elle est, en grande partie, produite. Après la première expérience, qui confirme presque la première hypothèse que nous avions avancée, nous nous appliquâmes à perfectionner un procédé qui nous permît de faire une analyse quantitative exacte du sang au point de vue de la cholestérine, afin d'être à même d'établir positivement qu'il se charge de cholestérine en passant à travers certains organes, et de déterminer en outre la quantité ainsi gagnée. Après de nombreux essais, nous avons fait les expériences suivantes dans le but de reconnaître la quantité de cholestérine produite dans le cerveau.

Expérience IV. — Un chien adulte, de taille moyenne, ayant été mis sous l'influence de l'éther, l'artère carotide, la jugulaire interne et la veine fémorale furent découvertes. Des spécimens de sang furent tirés d'abord de la jugulaire interne, puis de la carotide, et enfin de la veine fémorale. Ils furent placés dans des vases dont le poids avait été déterminé avec soin, et furent pesés.

L'analyse fut faite au point de vue de la cholestérine par le procédé déjà décrit, et donna les résultats suivants :

	Quantité de sang. Grammes.	Cholestérine. Grammes.	Cholestérine pour 1000 parties.
Carotide.........	11,628	0,009	0,774
Jugulaire interne..	8,733	0,007	0,801
Veine fémorale....	8,675	0,007	0,806

Augmentation dans le sang de la jugulaire sur le sang artériel .... 3,488 pour 100.
Augmentation dans le sang de la veine fémorale sur le sang artériel. .... 4,134 pour 100.

Cette expérience indique une augmentation dans la quantité de cholestérine du sang pendant son passage à travers le cerveau, et une augmentation encore plus forte pendant son passage dans les vaisseaux des extrémités inférieures. Toutefois, afin de faciliter l'opération, l'animal avait été complétement soumis à l'influence de l'éther qui, par son action sur le cerveau, avait probablement produit un désordre temporaire dans la nutrition de cet organe, ce qui nuisait à l'expérience. Dans le but d'éviter cet inconvénient, nous fîmes les expériences suivantes sans administrer d'anesthésique.

Expérience V. — Un jeune chien de petite taille ayant été assujetti sur la table d'opération, la jugulaire interne et la carotide du côté droit furent mises à nu. Du sang fut tiré d'abord de la jugulaire, puis de la carotide. La veine fémorale du même côté fut alors découverte, et on en retira un spécimen de sang. L'animal demeura très-tranquille pendant l'opération, bien que l'on n'eût pas employé d'anesthésique, de sorte que le sang fut retiré sans difficulté et sans aucun mélange.

L'analyse de trois spécimens, au point de vue de la cholestérine, donna les résultats suivants :

	Quantité de sang.	Cholestérine.	Proportion de cholestérine
	Grammes.	Grammes.	pour 1000 parties.
Carotide..........	9,306	0,044	0,967
Jugulaire interne...	1,293	0,005	1,545
Veine fémorale.....	2,911	0,005	1,028

Augmentation dans le sang de la jugulaire sur le sang artériel........................... 59,772 pour 100.

Augmentation dans le sang de la veine fémorale sur le sang artériel..................... 6,308 pour 100.

Expérience VI. — Un chien grand et robuste ayant été maintenu sur la table d'opération, la carotide et la jugulaire interne furent découvertes et des spécimens de sang tirés de ces vaisseaux, en commençant par la jugulaire. Les spécimens ayant été pesés et analysés comme d'ordinaire, les résultats furent les suivants.

	Quantité de sang.	Cholestérine.	Proportion de cholestérine
	Grammes.	Grammes.	pour 1000 parties.
Carotide..........	9,126	0,007	0,768
Jugulaire interne...	6,338	0,006	0,947

Augmentation en passant à travers le cerveau. 23,307 pour 100.

L'expérience V montre une augmentation considérable dans la quantité de cholestérine contenue dans le sang qui a traversé le cerveau, tandis qu'elle est comparativement faible dans celui de la veine fémorale. La proportion de cholestérine dans le sang artériel est aussi considérable, comparée avec d'autres observations.

L'expérience VI ne montre qu'une légère différence dans la quantité de cholestérine contenue dans le sang artériel des deux animaux ; la proportion chez l'animal éthérisé étant de 0,774 pour 1000, et de 0,768 pour 1000 chez celui non éthérisé, la différence n'est que de 0,006. Mais, ainsi que nous l'avions soupçonné, l'éther avait exercé une certaine influence sur la quantité de cholestérine absorbée par le sang dans son passage à travers le cerveau. Dans le premier cas, l'augmentation fut seulement de 3,488 pour 100, tandis que dans le second elle fut de 23,307. Malheureusement il n'y eut pas de sang tiré de la veine fémorale. Nous avions l'intention de tirer du sang des organes abdominaux, mais après l'ouverture de l'abdomen, l'animal se débattit avec tant de violence qu'il fallut y renoncer et le tuer.

Quelles sont les conclusions naturelles des expériences qui précèdent par rapport à l'origine de la cholestérine dans l'économie ? On a vu que le cerveau et les nerfs contiennent une grande quantité de cette substance que l'on ne peut trouver dans aucun des autres tissus de l'organisme. Les expériences décrites, et principalement les expériences V et VI, montrent que le sang qui revient du cerveau contient beaucoup plus de cholestérine que le sang qui se rend à cet organe.

Nous conclurons donc que la cholestérine est produite dans le cerveau, et de là absorbée par le sang.

Mais le cerveau n'est pas la seule source qui produise la cholestérine. On voit par l'expérience IV que l'on trouve une augmentation de cholestérine de 4,134 pour 100, et dans l'expérience V, une augmentation de 6,308 pour 100, après le passage du sang par les extrémités inférieures, et cette augmentation est probablement la même dans les autres parties du système musculaire. L'examen chimique des tissus nous montre que les muscles ne contiennent pas de cholestérine, mais qu'elle est abondante dans les nerfs, et comme nous avons vu que la proportion de cholestérine s'accroît énormément pendant le passage du sang dans le grand centre nerveux, les spécimens de sang examinés ayant été tirés de la jugulaire interne qui reçoit son sang du cerveau et très-peu du système musculaire, il est presque certain que dans le système veineux général la cholestérine contenue dans le sang est produite par la substance des nerfs.

Si cela est vrai, et si, comme nous espérons le prouver, la cholestérine est un produit de la désassimilation du tissu nerveux, sa production devrait être en raison de l'activité de la nutrition des nerfs, et tout ce qui entraverait l'activité de leur nutrition diminuerait la quantité de cholestérine produite. Dans la production de l'urée par l'organisme, opération analogue à celle qui nous occupe, l'activité musculaire en augmente la quantité et l'inaction la diminue, par suite de leur influence sur la nutrition. Dans la paralysie, nous avons dans la partie affectée une diminution des forces nutritives qui s'exerce spécialement sur le système nerveux, et, après quelque temps, les nerfs sont tellement désorganisés qu'ils ne peuvent plus reprendre leurs fonctions, même après que la cause de la paralysie a disparu. Il est vrai que nous voyons la même chose se passer dans les muscles, mais jamais d'une manière aussi marquée que dans les nerfs. Nous devrions donc être à même de confirmer les observations faites sur les animaux par un examen du sang dans des cas de paralysie, comptant trouver une différence marquée entre la quantité de cholestérine du sang veineux provenant des parties paralysées et celle du sang des autres régions. Dans ce but, nous avons fait l'analyse du sang provenant des deux bras dans trois cas d'hémiplégie, condition qui semblait la plus favorable pour établir cette comparaison.

Premier cas. — Sarah Rumsby, âgée de quarante-sept ans, affectée d'hémiplégie du côté gauche. Il y deux ans, elle eut une attaque d'apoplexie et demeura insensible pendant trois jours. En reprenant ses sens, elle s'aperçut que son côté gauche était paralysé. Elle dit avoir été épileptique pendant quatre ou cinq ans avant cette attaque d'apoplexie. Maintenant elle présente une paralysie du mouvement complète du côté malade (à l'exception d'un faible mouvement des doigts), mais la sensibilité est parfaite. La parole n'est pas affectée. La santé générale est bonne.

Deuxième cas. — Anne Wilson, âgée de vingt-trois ans, Irlandaise, affligée d'hémiplégie du côté droit. Il y a quatre mois, elle eut une attaque d'apoplexie dont elle revint au bout d'un jour, perdant le mouvement et la sensibilité du côté droit. Elle va mieux et se sert un peu de son bras. La jambe n'est pas aussi bien parce qu'elle ne veut pas faire d'effort pour s'en servir.

Troisième cas. — Honora Sullivan, Irlandaise, âgée de quarante ans, affectée d'hémiplégie du côté droit. Il y a environ six mois, elle eut une attaque d'apoplexie, et, en reprenant ses sens, le lendemain, elle se trouva paralysée. La jambe fut d'abord moins affectée que le bras. Le docteur Flint, médecin de service, qui la traitait, supposait la maladie produite par une embolie. Sa condition actuelle est à peu près la même pour ce qui est du bras, mais la jambe va un peu mieux.

Tous ces cas se sont présentés à l'hôpital de *Blackwell's Island*. Pour chacun d'eux le traitement consista en un bon régime, frictions, mouvements passifs, et l'usage aussi étendu que possible des membres paralysés.

Un peu de sang fut tiré des deux bras sur ces trois sujets. Dans chacun de ces cas il y eut beaucoup de difficulté à l'obtenir du côté paralysé, et il n'en coula qu'une très-petite quantité.

Tous les échantillons furent examinés au point de vue de la cholestérine et donnèrent les résultats suivants :

Tableau de la cholestérine dans le sang provenant du côté sain et du côté paralysé, dans trois cas d'hémiplégie.

	SANG.	CHOLES-TÉRINE.	CHOLESTÉRINE POUR 1000 PARTIES.
	Grammes.	Grammes.	
1er cas, côté paralysé.	3,593	»	Le verre de montre contenait 0gr,002 de substance extraite, mais l'examen le plus minutieux ne put faire découvrir un seul cristal de cholestérine.
— côté sain....	8,319	0,004	0,481
2e cas, côté paralysé.	1,191	»	Comme dans le premier cas.
— côté sain....	4,367	0,004	0,808
3e cas, côté paralysé.	1,415	»	Comme dans le premier cas.
— côté sain....	3,387	0,002	0,579

Le résultat de ces observations est fort intéressant. Pas un seul cristal de cholestérine n'apparut dans aucun des trois spécimens de sang provenant du côté paralysé, tandis que ceux du côté sain fournirent à peu près la quantité normale. Comme la paralysie trouble la nutrition des autres tissus en même temps que celle des nerfs, il n'est pas possible d'affirmer, d'après ces observations seules, que la cholestérine est exclusivement produite dans le système nerveux. Mais la nutrition des nerfs est indubitablement la plus affectée, et cette observation, rapprochée des expériences précédentes sur les animaux, semble décider la question de l'origine de la cholestérine.

Nous pouvons donc étendre notre première conclusion et dire : *la cholestérine est produite dans la substance du système nerveux.*

Avant d'étudier la nature de la cholestérine et de nous demander si elle est un produit excrémentitiel ou récrémentitiel, nous allons tâcher de la suivre dans l'économie et de nous assurer s'il y a un organe qui la sépare du sang. Dans l'examen de cette question, nous adopterons la méthode employée pour découvrir son origine, c'est-à-dire nous analyserons le sang à son entrée dans certains organes et à sa sortie. L'organe que nous serons naturellement conduits à examiner en premier lieu est le foie, puisque c'est la seule glande dont le produit contienne de la cholestérine, qui, si elle n'est pas manufacturée par la glande elle-même, doit être, par elle, séparée du sang.

Dans notre première série d'expériences sur ce sujet, nous nous efforçâmes de montrer, sur le même animal, l'origine de la cholestérine dans certaines parties et son élimination de l'économie. Dans ces expériences dont le résultat était seulement approximatif (car nous n'avions pas encore réussi à extraire la cholestérine parfaitement pure), nous commençâmes par le sang artériel, l'examinant dans la carotide, alors qu'il se dirigeait vers le cerveau, analysant la substance du cerveau, puis le sang à son retour du cerveau dans la jugulaire interne; examinant le sang qui se rend au foie par l'artère hépatique et la veine porte, puis la sécrétion du foie, puis le sang au sortir du foie dans la veine hépatique, et enfin le sang de la veine cave dans l'abdomen. Les analyses du sang de la carotide, de la jugulaire interne et de la veine cave ont déjà été citées en traitant de l'origine de la cholestérine. On se rappellera que cette substance se trouve en grande quantité dans la jugulaire interne et en petite quantité seulement dans la carotide, ce qui montre qu'elle est *formée* dans le cerveau. Nous donnerons maintenant la conclusion de ces observations relatives à la manière dont la cholestérine est *séparée* du sang.

Expérience VII. — Des spécimens de sang furent tirés de l'artère hépatique, de la veine porte et des veines hépatiques, et une petite quantité de bile fut extraite de la vésicule biliaire. Ces spécimens furent examinés comme il a été indiqué dans l'expérience III, c'est-à-dire évaporés, pulvérisés et traités par l'éther; celui-ci fut évaporé, le résidu traité par l'alcool bouillant livré ensuite à l'évaporation; enfin de la potasse caustique fut ajoutée et le produit examiné au microscope.

Sang de la veine porte. — L'examen microscopique du sang de la veine porte fit découvrir de nombreux cristaux de cholestérine qui devinrent visibles quand le liquide se fut en grande partie évaporé.

Sang de l'artère hépatique. — L'examen microscopique du sang de l'artère hépatique, fait après évaporation presque complète du liquide, offrit une quantité notable de cholestérine, plus abondante que dans le spécimen précédent. On observait aussi quelques cristaux de stercorine.

Sang de la veine hépatique. — Le premier examen du spécimen provenant de la veine hépatique, fait immédiatement avant d'ajouter la potasse, découvrit des masses de matière grasse et quelques cristaux de stercorine. La solution de potasse fut alors ajoutée, et un autre examen attentif, fait deux jours plus tard, ne laissa plus voir que des globules et des granules de matière grasse. Le verre de montre fut alors mis de côté et observé onze jours plus tard, alors que le fluide était entièrement évaporé. Pour la première fois, quelques cristaux de cholestérine étaient visibles. Il y avait aussi de nombreux cristaux d'acide margarique et stéarique.

Bile. — Tous les examens de la bile offrirent de la cholestérine ; en réalité, le précipité était formé de cette substance à l'état presque pur.

Si l'on rapproche cette série d'expériences des observations faites sur la carotide et la jugulaire interne, on verra qu'une série démontre d'une façon assez conclusive que la cholestérine est formée dans le cerveau, tandis que l'autre prouve qu'elle disparaît du sang, dans une certaine mesure, pendant son passage à travers le foie et qu'on la trouve dans la bile. En d'autres termes, elle est formée dans le tissu nerveux et ne s'accumule pas dans le sang, parce qu'elle est excrétée par le foie. Ceci suggère une série intéressante de recherches, et ce fait, s'il était prouvé, serait également important pour le pathologiste et pour le physiologiste. Mais pour décider cette importante question, il faut quelque chose de plus que l'évaluation approximative de la quantité de cholestérine séparée du sang par le foie. Il faudrait, s'il est possible, calculer la quantité ainsi séparée pendant le passage du sang dans cet organe, aussi exactement que la quantité acquise par le sang en passant dans le cerveau. Mais ce calcul est plus difficile. D'abord, l'opération nécessaire pour obtenir le sang est bien plus sérieuse que celle par laquelle on l'extrait de la carotide ou de la jugulaire interne. Il est très-difficile d'obtenir de la veine hépatique du sang non mélangé, et l'exposition du foie à l'air, si elle se prolonge, doit troubler sa fonction éliminatrice de la même manière que l'exposition des reins à l'air arrête en peu d'instants l'écoulement de l'urine par les uretères. Il est probable, toutefois, que l'administration de l'éther n'a pas sur l'élimination de la cholestérine par le foie la même influence que sur sa formation dans le cerveau. Nous savons en effet que les anesthésiques, tout en exerçant une action spéciale et particulière sur le cerveau, ne troublent pas les fonctions de la vie organique comme la sécrétion et l'excrétion, et nous pouvons supposer qu'ils ne modifient pas l'action dépurative du foie. Il est heureux qu'il en soit ainsi, car il devient beaucoup plus difficile d'obtenir du sang des vaisseaux abdominaux, en présence de l'agitation violente d'un animal qui n'est pas sous l'influence d'un anesthésique ; à ce point qu'il nous a été impossible d'en obtenir de l'animal de l'expérience VI, qui n'avait pas été éthérisé.

Dans le but de résoudre par une analyse quantitative exacte la question de la disparition d'une partie de la cholestérine du sang pendant son passage à travers le foie, nous avons répété l'opération qui consiste à recueillir le sang à son entrée et à sa sortie du foie. Dans notre première tentative, le sang fut obtenu d'un façon si peu satisfaisante et l'opération fut si longue, que nous ne crûmes pas qu'il y eût lieu de compléter l'analyse et nous abandonnâmes l'expérience. Nous fûmes plus heureux dans la suivante.

Expérience VIII. — Une chienne de bonne taille (pleine) fut mise sous l'influence de l'éther, l'abdomen fut largement ouvert et du sang recueilli de la veine sus-hépatique, puis de la veine porte. Le sang fut obtenu de la manière la plus satisfaisante, l'opération ayant été courte et le sang recueilli sans mélange. Un spécimen de sang fut alors extrait de la carotide pour représenter le sang de l'artère hépatique.

Les trois spécimens de sang furent alors examinés au point de vue de la cholestérine, d'après la méthode ordinaire, et le résultat fut le suivant :

	Quantité de sang. Grammes.	Cholestérine. Grammes.	Proportion de cholestérine pour 1000 parties.
Sang artériel	10,335	0,013	1,257
Veine porte	10,902	0,011	1,009
Veine hépatique...	5,115	0,005	0,964

Quantité perdue par le sang artériel en passant dans le foie............................ 23,309 pour 100.

Quantité perdue par le sang artériel en passant dans la veine porte........................ 4,460 pour 100.

Cette expérience prouve positivement qu'il y avait de bonnes raisons de supposer, d'après l'expérience VII, que la cholestérine est séparée du sang par le foie; et nous pouvons noter ici une coïncidence remarquable entre l'analyse de l'expérience VI, dans laquelle le sang fut étudié à son passage dans le cerveau, et celle que nous venons de citer où le sang fut étudié à son passage dans le foie. *L'augmentation de cholestérine dans le sang artériel, en passant à travers le cerveau, était de* 23,307 *pour* 100, *et la perte éprouvée en passant dans le foie est de* 23,309 *pour* 100. Naturellement, le foie doit éliminer une quantité égale à celle produite par le système nerveux, puisque cet organe seul effectue son élimination. De plus, sa formation étant continuelle, son élimination doit l'être aussi, pour l'empêcher de s'accumuler dans le système circulatoire. La coïncidence presque parfaite entre ces deux quantités, dans des spécimens recueillis sur différents animaux, bien que n'étant pas nécessaire pour prouver le fait que nous venons d'avancer, n'en est pas moins très-frappante.

On voit par l'expérience VIII que le sang de la veine porte, quand il se rend dans le foie, ne contient qu'une faible portion de cholestérine de plus que le sang de la veine hépatique, tandis que cette proportion est considérable dans le sang artériel. Le sang artériel est un mélange du sang de tout le système, et, comme il semble probable qu'avant d'arriver au foie il ne traverse aucun organe qui diminue sa cholestérine, il contient une certaine quantité de cette substance, dont il doit se débarrasser. Le sang de la veine porte, provenant d'une partie limitée de l'organisme, contient moins de cholestérine; toutefois il en abandonne une certaine quantité. Le système porte fournit la plus grande partie du sang qui circule dans le foie, et est nécessaire à d'autres fonctions importantes de cet organe, telles que la production du sucre et de matières grasses. Peu de temps après son entrée dans le foie, le sang de la veine porte se trouve mêlé avec celui de l'artère hépatique (1), et c'est de ce mélange que se trouve séparée la cholestérine. Il suffit que du sang contenant une certaine quantité de cholestérine arrive en contact avec les cellules qui sécrètent la bile, pour que la cholestérine soit séparée. Le fait de son élimination par le foie est bien moins difficile à prouver que celui de sa formation dans le système nerveux. En effet, sa présence dans la bile, la nécessité de son élimination constante du sang, conséquence de sa formation constante et de son absorption par ce fluide, suffisent presque seules pour autoriser à conclure qu'elle est séparée par le foie. Toutefois cela est mis hors de doute par l'analyse du sang à son entrée dans cet organe et à sa sortie.

Un nouvel anneau se trouve ajouté à la chaîne des faits qui constitue l'histoire de la cholestérine. Le premier consiste en ce que :

La cholestérine est formée dans le cerveau et dans le système nerveux, et est absorbée par le sang.

Le second, que nous venons de démontrer, est que :

La cholestérine formée dans ces milieux et absorbée par le sang en est séparée lors de son passage à travers le foie.

La question qui se présente alors, en suivant ce sys-

(1) D'après Robin, les branches de l'artère hépatique sont presque entièrement distribuées dans les plexus interlobulaires et sur les parois du canal hépatique et de la veine porte, mais ne pénètrent pas dans la substance des lobules. — *Dictionnaire de médecine, de chirurgie, de pharmacie, des sciences accessoires et de l'art vétérinaire*, dit de Nysten, édité par Robin et Littré, douzième édition. Paris, 1858, article FOIE.

tème de recherches, est celle–ci : Que devient la cholestérine séparée du sang? La réponse est facile et n'exige que l'examen de l'un des produits du foie, — la bile.

La bile. — Dans les remarques placées en tête de ce mémoire, nous avons mentionné les différentes opinions soutenues par les physiologistes, par rapport au rôle de la bile, — quelques-uns la regardant comme purement excrémentitielle, et d'autres la rangeant parmi les fluides récrémentitiels. Nous avons relaté en détail des expériences qui nous ont conduit à penser qu'elle a deux fonctions distinctes : l'une récrémentitielle, qui a probablement un rôle important à remplir dans la digestion, mais dont nous n'avons pas l'intention de nous occuper ici ; l'autre excrémentitielle, que nous devons nécessairement faire entrer dans la discussion du principe important qui nous occupe. En examinant la bile, nous voyons que c'est un fluide très-complexe, et des recherches physiologiques sur la destination de quelques-uns de ses éléments, faites par Bidder et Schmidt, Dalton et d'autres, ont démontré qu'ils ne sont pas expulsés du corps, mais résorbés par le sang, en même temps que l'impossibilité de les retrouver dans le sang de la veine porte, au moyen des réactifs appropriés, montrent qu'ils sont probablement altérés par cette résorption. Ces substances, qui ont été jusqu'à présent considérées comme les éléments principaux de la bile, bien que leur fonction soit obscure, sont le glyco-cholate, et le tauro-cholate de soude, découverts par Strecker dans la bile du bœuf en 1848. La composition de la bile, donnée dans la physiologie de Dalton,

« basée sur les calculs de Berzélius, Frerichs et Lehmann, » est la suivante :

Composition de la bile du bœuf.

Eau	888,00
Glyco-cholate de soude	90,00
Tauro-cholate de soude	
Biliverdine	13,42
Matières grasses	
Oléates, margarates et stéarates de soude et de potasse	
Cholestérine	
Chlorure de sodium	15,24
Phosphate de soude	
Phosphate de chaux	
Phosphate de magnésie	
Carbonate de soude et de potasse	
Mucus de la vésicule biliaire	1,34
	1,000,00

Parmi ces composants de la bile, nous avons la biliverdine, qui est simplement un principe colorant; les matières grasses ainsi que les oléates, margarates et stéarates, qui, réunis aux sels biliaires, retiennent, dit-on, la cholestérine en suspension ; le chlorure de sodium, présent dans tous les liquides de l'économie animale; les phosphates et les carbonates qui sont simplement excrétés et sont aussi des constituants de l'urine; de sorte qu'il reste seulement, parmi les composants les plus importants, dont le rôle est le moins bien compris, les sels biliaires et la cholestérine. Les sels biliaires sont proba-

(1) *Dalton's physiology*, seconde édition, p. 158.

blement récrémentitiels, mais la cholestérine est l'un des grands produits de la destruction de l'économie. La bile présente donc, en ce qui regarde sa composition chimique, les caractères combinés d'une sécrétion et d'une excrétion. Comparons maintenant ces deux caractères, pour voir ce que ce liquide a de commun avec les sécrétions, et à quel point il obéit aux lois qui régissent les excrétions. Pour cela, nous ferons d'abord ressortir les distinctions importantes qui séparent ces deux classes de produits.

Les *sécrétions* sont caractérisées par la présence d'éléments fabriqués dans la substance des glandes, et que l'on ne retrouve pas dans d'autres points de l'économie. Telles sont la pancréatine dans le suc pancréatique; la pepsine dans le suc gastrique ; la ptyaline dans la salive, et nous pouvons ajouter le glyco-cholate et le tauro-cholate de soude dans la bile.

Ces matières apparaissent tout d'abord dans la substance même de la glande, elles ne préexistent pas dans le sang ; elles sont déversées par la glande dans un but spécial, et lorsque leur action n'est pas requise, celle-ci ne les laisse pas échapper (1). Nous en voyons des exemples dans les liquides digestifs qui sont des sécrétions proprement dites. Ils ne s'écoulent que quand leur activité est requise par l'ingestion d'aliments; ils ne sont pas éliminés de

(1) L'écoulement de la salive est beaucoup plus abondant au moment où l'on prend de la nourriture, toutefois il a lieu d'une manière constante dans la bouche, et la salive est ordinairement avalée, mais on ne sait pas exactement pour quelle fin.

l'économie, mais leurs éléments sont résorbés par le sang quand leur fonction est accomplie. De même les sucs gastrique et pancréatique ne sont jamais sécrétés avant que les aliments n'arrivent dans le canal alimentaire, et ils sont résorbés avec les matières digérées.

L'écoulement des sécrétions est généralement intermittent, et la glande, pendant sa période de repos, fabrique les éléments de la sécrétion, qui sont entraînés dans leur canal, lorsque les excitants convenables (les aliments, par exemple) causent un afflux de sang vers l'organe. La glande fabrique les principes de la sécrétion, et le sang fournit les menstrues, le liquide qui les dissout et les déverse dans le canal. Si nous découvrons le pancréas d'un animal dans l'intervalle des digestions, nous le trouvons pâle et dépourvu de sang; aucun liquide ne s'écoule par le canal pancréatique; cependant les éléments du suc pancréatique sont présents dans la glande, car en la faisant macérer dans de l'eau, nous pouvons les dissoudre et former un suc pancréatique artificiel qui offrira les mêmes réactions chimiques et les mêmes propriétés digestives que la sécrétion naturelle. Mais si nous mettons à nu le pancréas d'un animal pendant la digestion, nous trouvons la glande gonflée de sang; la sécrétion s'écoule dans le canal, et les produits de la glande sont emportés dans le sang, — procédé que nous avons imité en les dissolvant dans l'eau par la macération de la glande. Les dernières expériences si brillantes de Bernard ont prouvé que la fonction des glandes est régularisée par le système nerveux, et que la galvanisation de certains nerfs, par laquelle on imite la force nerveuse, produit une accumulation de sang vers l'organe et amène la sécrétion; tandis que la galvanisation d'autres nerfs fait contracter les vaisseaux et arrête la sécrétion.

Comme les substances qui caractérisent les sécrétions sont fabriquées par les glandes et ne préexistent pas dans le sang, elles ne s'accumulent pas dans le sang si la glande est enlevée ou ses fonctions interrompues.

Les caractères distinctifs des sécrétions peuvent donc se résumer ainsi :

Leurs éléments apparaissent d'abord dans les glandes et ne préexistent pas dans le sang. Ils ne sont pas expulsés de l'économie (à l'exception du lait, destiné à nourrir l'enfant); leur écoulement est intermittent. Leur rôle est de contribuer à quelques-unes des fonctions nutritives de l'économie.

Les *excrétions*, dont l'urine peut être regardée comme le type, ont des caractères tout à fait différents.

Les matières excrémentitielles ne font pas leur première apparition dans les organes qui les séparent, mais sont produites dans le système général.

Elles préexistent dans le sang qui les a absorbées aux différents points de l'organisme où elles se forment, et les amène à des organes spéciaux qui les séparent dans le seul but de les expulser. Nous en trouvons un exemple dans l'urée, que l'on a reconnue dans le sang, l'urine et quelques tissus. Cette substance, l'un des produits excrémentitiels les plus importants, est absorbée par le sang dans certaines parties du système et amenée aux reins qui la séparent du sang et la rejettent de l'économie. Tandis que les sucs gastrique et pancréatique et toutes les sécrétions ordinaires proprement dites sont résorbées avec les aliments sur lesquels elles ont agi, l'urée peut rester dans la vessie un temps indéfini sans être jamais absorbée.

L'écoulement des excrétions est continu. La glande n'a besoin d'aucune période de repos pour en fabriquer les éléments, car ils préexistent tous dans le sang. La nutrition est constante et la désassimilation ou usure qui nécessite la nutrition ou réparation est également constante. Le sang fournit à tous les besoins du système et reçoit tous ses résidus. Comme il s'appauvrit constamment, il faut qu'il soit enrichi par quelque chose du dehors; c'est ce que font les aliments que la digestion prépare pour l'absorption. Le rôle des liquides sécrétés se rapporte principalement à la digestion, et comme celle-ci est intermittente, les sécrétions le sont aussi. Mais l'usure est constante, et les substances excrémentitielles se produisent sans interruption; aussi la nécessité des sécrétions est-elle occasionnelle et celle des excrétions constante. Bien que celles-ci ne soient rejetées de l'économie que par intervalles, elles sont à chaque instant séparées du sang et s'accumulent dans des réservoirs d'où elles sont expulsées à des intervalles convenables. Ces réservoirs n'existent point pour les sécrétions proprement dites, si ce n'est pour le lait, qui s'accumule dans les canaux de la glande mammaire, et seul, entre les sécrétions, sort de l'économie.

Si les glandes sécrétantes assument une fonction d'excrétion, ce qui arrive dans certaines circonstances pathologiques, leur flux devient continu. Nous en avons un exemple dans l'élimination accidentelle de l'urée par les follicules gastriques. Lorsque les reins sont affectés par la maladie au point de ne pouvoir séparer l'urée de l'économie, l'accumulation de cette matière excrémentitielle dans le sang fait que certains organes tendent à l'éliminer. Les follicules gastriques se chargent de cette fonction et produisent un fluide qui contient de l'urée. Alors le suc gastrique, si nous pouvons lui conserver ce nom, n'est plus une sécrétion, mais une excrétion ; et nous constatons que son flux n'est plus intermittent et dépendant de l'excitation produite par les aliments introduits dans l'estomac, mais qu'il est constant et continue jusqu'à ce que l'irritation causée par la décomposition de l'urée en carbonate d'ammoniaque dans l'estomac produise une inflammation qui arrête la sécrétion. Nous avons ainsi un exemple de sécrétion intermittente, caractérisée par la formation dans la glande d'une substance qui ne préexistait pas dans le sang, transformée en une *excrétion* constante caractérisée par une substance qui n'est pas fabriquée par la glande, mais préexiste dans le sang.

Les substances qui caractérisent les excrétions s'accumulent dans le sang quand l'organe qui les sépare d'ordinaire est enlevé ou que ses fonctions sont troublées. C'est à ce fait que nous devons de connaître la préexistence de l'urée dans le sang. On l'a trouvée dans ce liquide où elle s'était accumulée, chez des animaux dont les reins avaient été enlevés, et avant que nos procédés chimiques fussent assez délicats pour la déceler dans le sang à l'état sain, où cette substance est maintenue en faible quantité à cause de l'élimination constante qu'en font les reins.

Ainsi les caractères des excrétions sont entièrement opposés à ceux des sécrétions. Leurs éléments préexistent dans le sang et ne sont pas fabriqués dans la substance des organes qui les éliminent. Leur écoulement est constant, leur séparation du sang n'a pas d'autre but que leur évacuation ; elles ne sont destinées à prendre part à aucune des fonctions nutritives.

Ayant ainsi mis en opposition les sécrétions et les excrétions, examinons la bile et voyons quels caractères l'assimilent à l'un de ces genres de produits ou à tous les deux.

La bile est caractérisée par deux espèces de principes. L'un, le glyco-cholate et le tauro-cholate de soude, fabriqués dans le foie, que l'on ne retrouve dans aucun liquide autre que la bile, qui ne préexistent pas dans le sang, et assimilent la bile aux sécrétions. L'autre, la cholestérine, préexiste dans le sang et s'en trouve simplement *séparée* par le foie, ce qui donne à la bile un des caractères des excrétions.

Les sels biliaires (glyco-cholate et tauro-cholate de soude) sont déchargés dans le canal intestinal, pour un usage spécial, au commencement de la digestion. Si nous mettons à nu le foie et la vésicule biliaire d'un chien qui n'a pas pris de nourriture, nous verrons la vésicule biliaire distendue par la bile ; mais nous la trouverons presque vide, si nous examinons ces organes pendant la digestion. Il est vrai qu'après une longue abstinence, la bile est déversée dans le canal alimentaire, mais on doit se rappeler qu'elle renferme un autre constituant, la cholestérine, qui doit être évacuée, comme nous allons le voir. Les sels biliaires ne sont pas évacués. Le docteur Dalton a montré que les substances obtenues en faisant évaporer le contenu du gros intestin, traitant le résidu par l'alcool et précipitant par l'éther, n'ont pas d'action sur le réactif de Pettenkoffer, si délicat pour les sels biliaires. Nous avons traité de la même manière les excréments humains avec le même résultat. Donc ces sels ne sont pas rejetés de l'économie sans transformation. La question qui se présente ensuite est de savoir s'ils en sont rejetés sous une forme différente. Ils contiennent une certaine proportion de soufre, et Bidder et Schmidt ont prouvé que l'on ne retrouvait dans les excréments que le quinzième de la quantité qui pénètre dans l'intestin avec la bile. Comme le soufre est un corps simple, il ne peut être décomposé et les sels biliaires doivent être absorbés pendant leur passage dans le canal alimentaire. Il est vrai que l'on ne peut reconnaître ces sels dans le sang qui vient de l'intestin, mais nous ne pouvons non plus retrouver la pancréatine du suc pancréatique, la pepsine ou l'acide lactique du suc gastrique, dans le sang de la veine porte ; et cependant ces substances sont absorbées par la membrane muqueuse du canal intestinal, changées par leur union avec les éléments dont elles ont causé la digestion. Il est probable qu'un changement analogue a lieu pour le glyco-cholate et le tauro-cholate de soude, et empêche qu'on ne les retrouve dans le sang au moyen des réactifs ordinaires. Ces faits contribuent à faire placer la bile au rang des sécrétions.

D'un autre côté, la cholestérine préexiste dans le sang, qui l'absorbe en certains points de l'organisme et l'apporte au foie qui l'en sépare dans le seul but de l'expulser de l'économie. Les mêmes considérations générales s'appliquent à cette substance et à l'urée. La bile se trouve ainsi classée parmi les excrétions.

L'écoulement des sécrétions est généralement intermittent. Cela n'est pas absolument vrai de la bile, mais son écoulement est rémittent. Le docteur Dalton (1) a publié une série d'expériences intéressantes sur un animal qui avait une fistule duodénale. Dans cette observation, 67 centigrammes de matière biliaire sèche furent déversés dans le duodénum immédiatement après l'ingestion d'aliments, chez un chien pesant 16 kilogrammes et demi. A la fin de la première heure, la quantité fut réduite à $0^{gr},268$; elle se maintint entre $0^{gr},2345$ et $0^{gr},3015$ jusqu'à la dix-huitième heure, et alors devint inappréciable; elle fut de $0^{gr},67$ à la vingt et unième heure, de $0^{gr},218$ à la vingt-quatrième, et de $0^{gr},201$ à la vingt-cinquième. Le liquide fut recueilli chaque fois pendant quinze minutes, évaporé à siccité, traité par l'alcool absolu, et précipité par l'éther; puis le précipité, séché et pesé,

(1) Dalton, *On the Constitution et Physiology of the bile* (*American Journal of medical science*. Philadelphie, octobre 1857).

fut regardé comme représentant la quantité de matière biliaire présente. Ces expériences ont seulement rapport à l'époque de l'écoulemeut de la bile dans l'intestin; mais comme la plupart des animaux ont une vésicule biliaire qui reçoit la bile à mesure qu'elle est sécrétée, elles ne montrent pas à quelle époque ce fluide est formé par le foie. Schwann, Bidder et Schmidt, Arnold, Kölliker, Müller ont fait des expériences sur ce dernier point, en posant une ligature sur le canal cholédoque et pratiquant une fistule au fond de la vésicule biliaire. Les expériences de ces observateurs ne sont pas complétement d'accord, pour ce qui regarde le moment où la sécrétion de la bile est à son maximum. Sur un animal chez lequel une fistule avait été établie au fond de la vésicule biliaire, on recueillit la bile pendant trente minutes immédiatement après l'ingestion d'aliments et une heure plus tard, puis à des intervalles de deux heures pendant le reste des vingt-quatre heures. Les spécimens de la bile ainsi recueillis furent pesés avec soin, évaporés à siccité, et l'on nota la proportion de résidu sec. La table suivante montre les résultats de ces observations faites douze jours après l'opération, alors que l'animal, qui pesait d'abord douze livres, en avait perdu deux. Son appétit était vorace lors des expériences.

TABLEAU DES VARIATIONS DANS LA QUANTITÉ DE BILE PENDANT VINGT-QUATRE HEURES.

A chaque observation, la bile fut recueillie exactement pendant trente minutes. Le sujet était un chien avec une fistule de la vésicule biliaire. Il pesait 4 kilogrammes et demi.

TEMPS APRÈS LE REPAS.	BILE FRAICHE.	BILE DESSÉCHÉE.	Proportion de résidu sec pour 100.
	Grammes.	Grammes.	
Immédiatement.......	0,525	0,024	4,566
Une heure...........	1,330	0,038	2,854
Deux heures..........	2,317	0,070	3,023
Quatre heures........	2,523	0,091	3,605
Six heures...........	1,439	0,051	4,450
Huit heures..........	2,370	0,086	3,628
Dix heures...........	1,584	0,054	3,407
Douze heures........	0,370	0,016	4,325
Quatorze heures......	0,324	0,011	3,400
Seize heures..........	0,560	0,020	3,575
Dix-huit heures.......	0,646	0,018	2,778
Vingt heures.........	0,309	0,011	3,565
Vingt-deux heures....	0,491	0,019	3,866

Ce tableau montre une augmentation régulière dans la quantité de bile écoulée par la fistule depuis le moment du repos jusque quatre heures plus tard. Elle diminua à la sixième heure, remonta à la huitième heure, puis baissa graduellement jusqu'à la quatorzième heure. Nous avons une faible augmentation de la seizième à la dix-huitième heure; elle descendit au minimun à la vingtième, et remonta un peu à la vingt-deuxième.

Négligeant de faibles variations de quantité qui ont pu être accidentelles, on peut dire d'une manière générale que le *maximum d'écoulement de la bile du foie a lieu entre la seconde et la huitième heure après le repas, période pendant laquelle il est à peu près le même. Dans cette expérience, le minimum se montra à la vingtième heure après le repas.* Ces observations sont d'accord avec celles de Bidder et Schmidt en ce qui regarde le temps où la quantité de bile commence à augmenter, mais ces observateurs placent le maximum entre la douzième et la quinzième heure. Cela importe peu, du reste, relativement à la question qui nous occupe. Nous désirons établir ce fait, que la quantité de bile sécrétée varie considérablement aux diverses périodes de la digestion, caractère qui la rapproche des sécrétions. L'écoulement de la bile n'est pas intermittent parce qu'elle contient une substance excrémentitielle, mais il est rémittent, et en relation définie avec l'acte de la digestion, parce qu'elle contient des substances récrémentitielles qui sont, d'une certaine manière, liées aux phénomènes de la digestion.

L'écoulement à la fois continu et rémittent de la bile la rapproche des excrétions. A l'état de santé, il n'y a pas un instant où la bile ne soit séparée du sang. Chez les animaux qui passent par la période d'hibernation, la bile continue à être sécrétée, et cependant aucun aliment ne passe dans le canal alimentaire. La nutrition, bien que considérablement ralentie, continue pendant cet état, et l'urée et la cholestérine sont séparées du sang. Aussi la formation de la bile et de l'urine n'est-elle jamais interrompue. La bile est sécrétée aussi par le fœtus avant qu'aucun aliment ne pénètre dans le canal alimentaire, alors que pas un des autres fluides digestifs n'est produit. Elle possède, comme l'urine, ce caractère qui la range parmi les excrétions.

Les éléments des sérétions ne s'accumulent jamais dans l'économie lorsque la sécrétion est troublée; tandis que dans ce cas, les éléments des sécrétions s'y amassent et produisent leurs effets toxiques. Les expérimentateurs ont souvent analysé le sang dans des cas de maladie sérieuse du foie, offrant pour caractère les symptômes de l'empoisonnement biliaire, pour y chercher les sels biliaires qu'ils regardaient comme les seuls éléments importants de la bile, mais il ne les y ont jamais trouvés. Nous n'avons pas fait d'expériences dans cette voie, parce qu'il est prouvé depuis longtemps que les glyco-cholates et les tauro-cholates de soude ne s'accumulent pas dans le sang pendant les maladies du foie. Ce fait classe ces substances parmi les produits de *sécrétion;* mais nous allons voir, en traitant de la pathologie de la cholestérine, que cette substance s'accumule dans le sang quand les fonctions du foie sont sérieusement troublées, ce qui en fait un produit d'*excrétion.*

Ce que nous avons dit du rôle de la bile nous semble suffisant pour convaincre le lecteur que ce liquide renferme deux éléments importants qui ont deux fonctions distinctes.

Premièrement. *Elle contient le glyco-cholate et le tauro-cholate de soude, qui n'existent point dans le sang, sont fabriqués par le foie, déversés et principalement à une certaine période de la digestion; sont destinés à concourir à quelques-uns des phénomènes de la nutrition; ne sont pas évacués et enfin constituent des produits de sécrétion.*

Secondement. *Elle contient de la cholestérine, qui existe*

dans le sang et en est simplement séparée par le foie, n'est pas fabriquée par cet organe, n'est destinée à participer à aucun des phénomènes de la nutrition, mais n'est séparée que pour être éliminée de l'économie, et est un produit d'excrétion.

Ces deux propositions, et principalement la deuxième, étant établies, il nous reste à suivre la cholestérine après qu'elle a été déversée du foie dans l'intestin grêle. Si elle est évacuée, ce doit être par le rectum ; et pour compléter l'histoire de la cholestérine, nous trouvons qu'il faut étudier les fèces.

Les *fèces.* — Nous n'avons pas l'intention de considérer toutes les matières excrémentitielles qui composent les fèces, bien qu'il faille avouer que nos connaissances sur ce sujet sont très-limitées. La poursuite de la cholestérine dans son passage à travers le canal alimentaire a inauguré un nouveau sujet d'investigation que nous ne pourrons développer comme il le mérite dans ce mémoire.

Pour le moment, nous essayerons seulement de démontrer que la cholestérine est évacuée, sous une forme modifiée, avec les fèces, et nous ne tenterons pas de discuter les conditions qui modifient l'excrétion de cette substance (conditions sur lesquelles nous n'avons pas encore de données), et qui sont de la dernière importance pour le médecin praticien.

Plusieurs des auteurs les plus consciencieux en physiologie et en chimie physiologique assurent que la cholestérine se trouve dans les matières fécales. Robin et

Verdeil disent : « *Ce principe immédiat se trouve à l'état normal dans le sang, la bile, le foie, le cerveau, le cristallin et les matières fécales.* » Beaucoup d'autres auteurs en parlent comme existant dans les fèces, et nous partagions cette conviction lorsque, dans les expériences qui sont la base de ce mémoire, nous différâmes nos analyses des fèces jusqu'à la fin de nos études du sang. Nous les entreprîmes alors, persuadés que nous retrouverions la cholestérine et pourrions en déterminer les changements de proportion, etc. Après avoir attentivement et minutieusement examiné un grand nombre de spécimens de matières fécales, sans pouvoir y découvrir aucune trace de cholestérine, nous cherchâmes à nous assurer quel était l'observateur qui avait établi sa présence. Bien que citée par un si grand nombre d'auteurs comme existant dans les matières fécales, nous ne trouvions nulle part le nom de celui qui avait établi le fait, et dans quelques-unes des analyses de Simon nous remarquâmes qu'il avait noté son absence dans plusieurs spécimens de matières fécales. Nous vîmes aussi que Marcet, qui a publié des analyses consciencieuses de matières fécales dans les *Philosophical transactions*, en 1854 et 1857, fit ressortir l'absence de la cholestérine dans les matières fécales normales de l'homme. Nous avons déjà vu de quelle façon concluante les expériences faites sur le sang de diverses régions indiquent la nature excrémentitielle de la cholestérine, nous montrant même dans quelle partie du système elle se forme et où elle est éliminée; mais, à coup sûr, l'un des caractères les plus importants d'une excrétion est d'êrte évacuée, et, pendant quelque temps, nous ne pûmes nous convaincre qu'elle était évacuée. Les matières fécales ayant été évaporées à siccité, pulvérisées et épuisées par l'éther, celui-ci fut décoloré au charbon animal, puis évaporé, et le résidu fut repris par l'alcool bouillant, qui fut aussi évaporé. Une solution de potasse caustique fut ajoutée et l'on maintint le mélange à une température voisine de l'ébullition pendant trois heures et un quart. Alors la potasse fut soigneusement enlevée par un lavage au filtre, le résidu redissous dans l'éther, repris par l'alcool chaud, comme auparavant, et l'extrait alcoolique abandonné à l'évaporation. Plusieurs jours s'écoulèrent sans signes de cristallisation. Naturellement le résidu n'était pas saponifiable, mais il différait de la cholestérine en ce qu'il fondait à une température bien nférieure, quoiqu'il présentât, en présence de l'acide sulfurique, la coloration rouge que l'on dit caractéristique de cette substance. Nous soumîmes chaque jour le résidu à un examen microscopique minutieux, et, après cinq ou six jours, à notre grande satisfaction, nous vîmes poindre des cristaux, mais si indistincts que l'on ne pouvait guère reconnaître leur forme. Cependant ils augmentèrent en nombre et en volume, et, au bout de peu de temps, présentèrent les caractères de la *séroline*. Après dix jours, toute la masse était cristallisée et offrait la plus belle apparence cristalline que l'on puisse imaginer. La séroline cristallise en fines aiguilles transparentes dont la beauté au microscope ne peut être rendue que très-imparfaitement par la gravure sur acier la plus délicate. Trouvant cette substance en si grande quantité dans les matières fécales, nous l'avons désignée sous le nom de *stercorine*.

Avant de traiter des changements éprouvés par la cholestérine en descendant le canal alimentaire, nous dirons quelques mots de la stercorine, qui va jouer un rôle important à cet égard.

STERCORINE.

Nous avons déjà mentionné la stercorine et donné une idée de ses caractères dans l'analyse de divers spécimens de sang, faite pour y chercher la cholestérine. Cette substance fut découverte par Boudet, et décrite par lui sous le nom de séroline dans un article publié dans les *Annales de chimie et de physique*, en 1853, comme un principe trouvé dans le sérum du sang. On ne l'a trouvée jusqu'à présent que dans ce liquide, et encore en quantité tellement faible qu'on n'a jamais pu en recueillir assez pour en faire l'analyse élémentaire. De ses fonctions on n'a rien su. Robin s'exprime ainsi : « *On ne sait pas comment se forme la séroline, ni quel est son rôle physiologique* (1). »

CARACTÈRES CHIMIQUES. — La stercorine, comme la cholestérine, est une matière grasse non saponifiable. On ne

(1) Robin et Verdeil, *Chimie anatomique et physiologique*, t. III, p. 66.

l'a jamais obtenue en quantité suffisante pour en faire l'analyse élémentaire, mais comme elle dégage un peu d'ammoniaque en se décomposant, Verdeil et Marcet supposent qu'elle contient de l'azote (1). Cependant les traces de cet élément sont très-vagues et son existence douteuse. La stercorine est neutre, inodore, insoluble dans l'eau, soluble dans l'éther, très-soluble dans l'alcool chaud, et presque insoluble à froid dans ce liquide. Les alcalis caustiques ne l'attaquent pas, même après une ébullition prolongée. L'acide sulfurique concentré y développe une couleur rouge semblable à celle qu'il produit avec la cholestérine. Suivant Lehmann, elle fond à + 36° cent. et peut se distiller sans changement à une haute température. Boudet l'a obtenue en évaporant le sérum du sang, faisant bouillir le résidu avec de l'eau et faisant évaporer de nouveau, puis le reprenant par l'alcool bouillant, qui, en refroidissant, laissait déposer les cristaux.

Forme cristalline. — Boudet décrit les cristaux ainsi obtenus comme des filaments renflés çà et là, ce qui leur donne une apparence perlée. Lecanu a observé la même particularité. Dans l'atlas d'*Anatomie chimique* de Robin et Verdeil, on trouve une belle reproduction des cristaux de la séroline du sang. Ces observateurs n'ont pas remarqué l'apparence perlée mentionnée par Boudet, mais représentent les cristaux sous la forme de fines aiguilles

(1) *Cours de physiologie fait à la Faculté de médecine de Paris*, par P. Bérard, professeur de physiologie, etc., t. III, p. 118. Paris, 1851.

transparentes de grandeurs diverses, quelques-unes très-étroites, d'autres fort larges, terminées par une pointe aiguë qui se trouve bifurquée dans les cristaux les plus larges. Les plus grands cristaux sont souvent comme clivés en minces filaments : les plus petits sont fréquemment disposés en éventail. Robin et Verdeil attribuent l'apparence perlée mentionnée par Boudet et Lecanu à la présence de petits globules de matières grasses mélangés aux cristaux. Nous avons été à même de suivre la cristallisation depuis son origine, dans des spécimens provenant de matières fécales, et nous avons constaté que le clivage des cristaux n'avait pas lieu tout d'abord. Les premières aiguilles qui se forment avaient leurs bords réguliers et des extrémités simples ; mais au bout de quelques jours, elles se fendirent ainsi que les ont décrites et figurées Robin et Verdeil.

Situation. — Jusqu'à présent la séroline (ou stercorine) n'a été trouvée que dans le sérum du sang, et encore en quantité très-minime, la proportion étant, d'après les analyses de Becquerel et Rodier, de $0^{gr},020$ à $0^{gr},025$ pour 1000 grammes de sang. Ils l'ont vu monter à $0^{gr},060$ et descendre à une quantité presque inappréciable (1).

Procédé d'extraction. — Lors de nos premières analyses du sang, nous trouvâmes cette substance avant la cholestérine. Dans ces observations, le sang était séché,

(1) *Traité de chimie pathologique, appliquée à la médecine pratique*, par MM. Alf. Becquerel et A. Rodier, p. 62. Paris, 1854.

pulvérisé, traité par l'éther qu'on laissait évaporer; le résidu était traité par l'alcool bouillant, et alors on ajoutait une solution de potasse caustique qu'on laissait en contact avec les spécimens pendant plusieurs jours. Dans les analyses suivantes, la cholestérine fut extraite du sang parfaitement pure, et *il n'y eut pas de traces de stercorine*. La différence dans le procédé d'analyse fut celle-ci : Dans les dernières observations, la solution de potasse ne fut laissée en contact avec les spécimens que pendant une heure ou deux; on l'entraînait à grande eau, et le résidu retenu sur le filtre était redissous dans l'éther. Le fait de n'avoir pu constater la présence de la stercorine dans aucune de nos dernières analyses du sang, au nombre de vingt-quatre, nous conduit à croire qu'elle n'existe pas primitivement dans ce liquide, et que son apparition dans le spécimen avait eu pour cause la transformation d'une partie de la cholestérine. Cette opinion semble d'autant plus plausible, que nous nous sommes assurés, par des observations sur les matières fécales que nous détaillerons plus loin, que la cholestérine est susceptible d'être changée en stercorine et que ce changement a lieu avant qu'elle soit évacuée. Dans nos études du sang, nous n'avons rien fait pour nous débarrasser de cette substance, et *bien qu'elle soit soluble dans les liquides employés pour extraire la cholestérine, et inattaquable par les agents employés pour la purifier, elle ne s'est jamais montrée dans les spécimens*. La recherche de la stercorine dans le sang ne nous occupait pas dans ces expériences, et, bien qu'il nous soit actuellement impossible de dire comment la cholestérine se trouva transformée dans les premiers essais, il paraît tout naturel de supposer cette transformation pour expliquer l'absence de stercorine dans les vingt-quatre spécimens soumis à l'examen.

Nous sommes donc portés à croire, bien que nous ne puissions l'affirmer, que la substance qui nous occupe n'existe pas dans le sang à titre de principe immédiat, mais est formée aux dépens de la cholestérine, d'une manière inexpliquée, et est le résultat des procédés employés pour son extraction (1). Cette transformation n'a pas lieu pendant l'extraction de cette substance des matières fécales, car nous n'avons pu qu'une seule fois en retirer de la cholestérine par les procédés employés avec succès pour l'extraire des autres produits de l'économie qui en renferment, y compris le méconium.

Voici un procédé pour extraire la stercorine des matières fécales. Les matières sont évaporées à siccité, pulvérisées et traitées par l'éther, dont on prolonge le contact de douze à vingt-quatre heures, en l'empêchant de s'évaporer. Ce liquide est alors séparé, décoloré en filtrant au charbon animal, et l'on ajoute de l'éther jusqu'à ce que l'on ait recueilli la quantité primitive de liquide. Il est impossible de décolorer complétement la solution, mais

(1) Comme nous n'avons pas d'analyse élémentaire de cette substance, il est impossible de se livrer à des spéculations chimiques sur la manière dont elle dérive de la cholestérine, ainsi que nous pouvons le faire en ce qui touche la créatine et la créatinine, ou l'urée et le carbonate d'ammoniaque.

on doit l'obtenir d'une couleur d'ambre très-pâle et parfaitement limpide. L'éther est alors évaporé et le résidu dissous par l'alcool bouillant. Celui-ci est alors évaporé et le résidu traité pendant une heure ou deux par une solution de potasse caustique, à une température un peu inférieure à celle de l'ébullition pendant une heure ou deux. Ayant ainsi dissous toutes les matières grasses saponifiables, on étend largement d'eau la solution, et on la verse sur un filtre qu'on lave jusqu'à ce que l'eau en sorte parfaitement limpide et neutre. On dessèche le filtre à une douce température, on dissout le résidu dans l'éther que l'on évapore, puis on reprend le résidu par l'alcool bouillant qui est aussi évaporé. Le résidu consiste en stercorine pure (1). L'extrait ainsi obtenu est une substance huileuse limpide, légèrement ambrée, d'une consistance qui se rapproche de celle du baume du Canada employé pour les préparations microscopiques, et qui, au bout de quatre ou cinq jours, commence à laisser voir des cristaux caractéristiques. Ceux-ci sont d'abord peu nombreux, mais bientôt toute la masse prend la forme cristalline. Nous possédons un spécimen extrait de matières fécales (du poids de $0^{gr},675$), et qui semble être entièrement composé de ces cristaux. Si l'on évapore l'extrait dans un verre de montre très-mince, on peut l'examiner chaque

(1) Comme on a dit que cette substance est volatilisable à une haute température, il est important, dans cet examen, d'éviter l'emploi de la chaleur. On peut en obtenir de grandes quantités en traitant des matières fécales évaporées sur un bain-marie ordinaire, mais il serait peut-être mieux de les évaporer à une température inférieure.

jour au microscope, et observer la manière dont se forment les cristaux. On peut étudier ceux-ci, quand ils sont complétement formés avec un objectif d'un demi-pouce et d'un quart de pouce.

Historique de la séroline. — Il y a peu de choses à dire sur l'historique de cette substance. Boudet fut le premier à la décrire en 1833 (1). Lecanu confirma ses observations en 1837 (2). Depuis, elle a été étudiée par Becquerel et Rodier (3), Chatin et Sandras (4), W. Marcet et Verdeil (5). Dans un article publié dans le *Journal de chimie médicale*, Gobley dit que la substance décrite par Boudet n'est pas un principe immédiat, mais un mélange de plusieurs substances, toutefois il la confond avec la cholestérine (6). Robin et Verdeil adoptent cette manière de voir, mais regardent cette substance comme essentiellement différente de la cholestérine (7).

Puisque cet élément existe en quantité considérable dans les matières fécales, on doit les placer au même rang que l'urée parmi les substances excrémentitielles importantes éliminées de l'organisme. Remarquons ce fait

(1) Boudet, *loc. cit.*

(2) Lecanu, *Études chimiques sur le sang humain*, thèse. Paris, 1837, p. 55.

(3) Becquerel et Rodier, *Recherches relatives à la composition du sang* (*Comptes rendus*. Paris, 1844, t. XIX, p. 1084).

(4) Chatin et Sandras (*Gaz. des hôpit.*, 1849, p. 289).

(5) Bérard, *loc. cit.*

(6) Gobley, *Sur les matières grasses du sang* (*Journal de chimie médicale*, 1851. Paris, p. 577).

(7) Robin et Verdeil, *loc. cit.*

curieux que, longtemps avant que l'on pût démontrer sa présence dans le sang, l'urée était connue comme un élément de l'urine, d'où elle tirait son nom ; tandis que la stercorine, matière excrémentitielle très-importante, découverte dans le sang, mais que jusqu'à présent on n'avait pas reconnue pour un excrément et un élément des fèces, a reçu du sérum du sang un nom qui n'indique nullement ses propriétés excrémentitielles, ni le point de l'économie où on la trouve en plus grande abondance. Comme la séroline a été jusqu'à présent une substance très-peu remarquée et que probablement elle n'existe pas dans le sérum du sang à l'état normal, si ce n'est, peut-être en quantité insignifiante, son nom semble mal donné. Nous avons besoin pour elle d'un nom qui indique son caractère excrémentitiel et la voie par où elle est évacuée, et nous avons adopté le nom de *stercorine* comme plus approprié et indiquant mieux sa nature, car elle est, sans aucun doute, la matière excrémentitielle la plus importante évacuée par l'anus.

Les questions qui se présentent maintenant au sujet de cette substance ouvrent un champ de recherches beaucoup trop étendu pour qu'il nous soit donné de le parcourir dans le temps que nous pouvons accorder à ce sujet, ou pour que nous puissions en compléter l'étude dans les limites de ce mémoire. Nous désirons connaître l'histoire complète de ce produit ; la quantité évacuée dans les vingt-quatre heures, les variations que peuvent occasionner les saisons, l'âge, le sexe, les aliments, la digestion, etc., et surtout les modifications qui surviennent dans son élimination sous l'influence de conditions morbides. Ces questions sont très-importantes, mais demandent pour être élucidées de longues et laborieuses séries de recherches. Ce que l'on a fait en partie pour l'*urée* doit se faire pour la *stercorine* avant que nous puissions arriver à une idée précise de son rôle pathologique. Pour cela il faut faire un grand nombre d'analyses des fèces à l'état normal, et les comparer avec celles de ces matières évacuées pendant diverses maladies. Pour le moment, nous nous sommes bornés à un nombre d'observations suffisant pour corroborer nos assertions au sujet de la formation et de l'évacuation de cette substance, et nous y avons ajouté, comme s'y rattachant intimement, quelques essais des fèces dans l'état de maladie. Nous espérons développer plus tard nos études des fèces et contribuer à élucider quelques-unes des questions que ce sujet fait naturellement surgir. En attendant, nous présentons les observations qui suivent sur la stercorine telle qu'elle se présente dans les matières fécales.

Expérience IX. — On prit 212gr,66 de matières fécales d'apparence tout à fait normale, produit d'une selle qui eut lieu le matin, à l'heure accoutumée, chez un homme de vingt-six ans. Après défécation et pulvérisation dans un mortier d'agate, le résidu pesait 60gr,406. Une portion de cette masse, traitée par l'alcool, donna une solution jaune à laquelle on ajouta environ six fois son volume d'éther. Après l'avoir laissé reposer environ un quart d'heure, le mélange fut passé au filtre, celui-ci lavé à l'eau distillée, et le liquide essayé par le réactif de

Pettenkoffer pour les sels biliaires. *Aucun de ces sels n'était présent.*

Une autre petite portion fut dissoute dans l'eau, et après filtration, essayée par l'acide nitrique, mais ne montra pas les réactions de la matière colorante de la bile.

La masse desséchée fut alors traitée par 177^{cc},5 d'éther, et au bout de vingt heures celui-ci fut filtré au charbon animal, en ajoutant de l'éther jusqu'à ce qu'on obtînt de nouveau 177^{cc},5 de liquide. Celui-ci était parfaitement limpide et d'une teinte d'or très-pâle. Soumis à l'évaporation, il laissa une matière grasse jaune d'or, entremêlée de nombreuses masses résineuses de couleur blanchâtre. Traité alors par 5^{cc},5 d'alcool bouillant, celui-ci s'empara de tout, sauf d'une petite quantité d'huile d'un jaune brillant, et fut filtré à chaud. Il devint trouble en refroidissant et fut livré à l'évaporation. Les solutions éthérées et alcooliques avaient une odeur rance très-désagréable. Quand l'alcool fut évaporé, le résidu consistait en une quantité considérable de matière grasse jaunâtre, d'une consistance semblable à celle de térébenthine épaisse. On le traita par une solution de potasse caustique maintenue à 100° cent., pendant près d'une demi-heure, qu'on laissa reposer pendant vingt-quatre heures. Ce temps écoulé, une grande quantité de matière grasse non attaquée par l'alcali flottait sur le liquide. Celui-ci fut alors largement étendu d'eau distillée et filtrée; le dépôt fut lavé, le filtre séché et son contenu redissous dans l'éther. Cette solution étant évaporée, son résidu fut, comme précédemment, traité par l'alcool bouillant. Quand il eut été évaporé, une petite quantité du résidu fut essayée à l'acide sulfurique, qui y produisit une couleur rouge particulière, semblable à celle développée par cet acide sur un spécimen de cholestérine extraite du sang, et employé comme sujet de comparaison.

Cinq jours plus tard, le spécimen fut examiné avec un objectif de $\frac{1}{10}$ de pouce et *offrit des cristaux qui avaient l'apparence de la séroline ;* mais l'épaisseur de la capsule de verre empêcha d'employer un pouvoir grossissant assez fort pour ne laisser aucun doute sur leur nature. On remarquait quelques cristaux radiés, longs et pâles, de composition inconnue, mais qui n'étaient pas les cristaux d'excrétine décrits par Marcet (1). Le spécimen fut traité de nouveau par une solution de potasse,

(1) Marcet, dans deux mémoires publiés dans les *Philosophical transactions*, pour 1854 et 1857, décrit un nouvel élément des fèces qu'il nomme *excrétine*. Il l'obtient de la manière suivante : il épuise les fèces par l'alcool bouillant qui, en refroidissant, laisse déposer un sédiment. La solution alcoolique est acide : on y ajoute du lait de chaux qui produit un précipité d'un brun jaunâtre, et laisse un liquide limpide jaune paille. Le précipité est recueilli sur un filtre, séché, agité avec de l'éther et filtré, ce qui donne une solution jaune limpide. De trois à cinq jours plus tard, des cristaux soyeux se rassemblent en masses ou en touffes sur les parois du vase, envoyant des ramifications en tous sens. Vus au microscope, ils ont la forme de prismes aciculaires à quatre pans. Cette substance, appelée par le docteur Marcet *excrétine*, ne se trouve que dans les matières fécales. Elle est soluble dans l'éther et dans l'alcool chaud, très-peu soluble dans l'alcool froid, et insoluble dans l'eau chaude ou froide. Elle ne cristallise pas pendant le refroidissement de sa solution alcoolique, mais l'éther la laisse cristalliser. Mise en suspension dans l'eau bouillante, elle fuse en masses résineuses et flotte à la sur-

et maintenu pendant trois heures quarante-cinq minutes à peu près à la température de l'ébullition de l'eau. La plus grande partie de la matière grasse flottait à la surface en flocons blancs et en gouttes jaunes; mais une

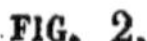

FIG. 2.

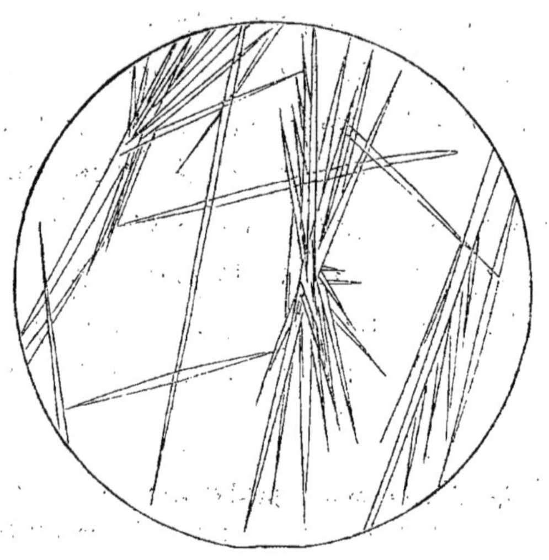

Stercorine extraite de fèces humaines. Objectif : $\frac{1}{10}$ de pouce.

quantité considérable fut saponifiée, ce qui se voyait à la couleur de la solution de potasse. Celle-ci fut séparée par

face. Son point de fusion est entre 95° et 96° centigrades. Elle n'est pas saponifiée par une ébullition de plusieurs heures avec la potasse.

Dans l'article publié en 1857, le docteur Marcet donne pour composition de l'excrétine $C^{78}H^{78}O^{2}S^{1}$.

Il n'y a pas de rapport entre la substance décrite par Marcet et la stercorine. D'ailleurs son point de fusion plus élevé, de 95° à 96° centigrades et la cristallisation de sa solution éthérée la distinguent de la stercorine qui fond à + 36° centigrades et dont la solution éthérée ne dépose pas de cristaux.

filtration et le résidu dissous dans l'éther, puis repris par l'alcool comme auparavant.

Quatre jours après l'évaporation de l'alcool, un grand nombre de cristaux caractéristiques s'étaient formés. Ils n'offraient pas les extrémités et les bords fendus, comme les décrit Robin ; la pointe était unique et les bords réguliers. Ces cristaux sont représentés figure 2.

Au bout de quelques jours, toute la masse affectait la forme cristalline, et les cristaux présentaient les extrémités et les bords fendus dont parle Robin.

FIG. 3.

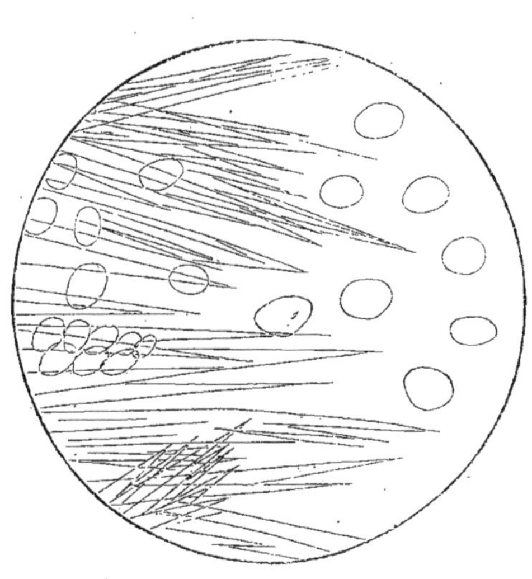

Stercorine du même spécimen que celle de la figure 2. — On l'a fondue, placée sur une lame de verre recouverte d'un verre mince et laissé cristalliser. La cristallisation fut très-lente et dura plusieurs semaines.

Cette figure montre le clivage des bords et des pointes des cristaux, ainsi que les globules mentionnés à la page 69 auxquels Robin et Verdeil attribuent l'apparence perlée. Ces globules étaient de différentes grosseurs, et quelques-uns étaient disposés par rangs, de sorte que, vus au travers d'un instrument imparfait, on pouvait les prendre pour des varicosités des aiguilles.

La quantité de stercorine était de 0gr,675.

Expérience X. — On fit une autre analyse des matières fécales du même individu, mais malheureusement une grande partie se perdit pendant les expériences, et l'on ne put avoir de résultat quantitatif. La présence de stercorine fut établie.

Expérience XI. — On examina les fèces d'un chien à qui l'on avait extrait, quinze jours auparavant, du sang de la carotide et de la jugulaire interne, et qui était entièrement rétabli; l'analyse ne fut pas quantitative. Les fèces furent traitées de la manière déjà décrite, et la présence de stercorine déterminée.

Expérience XII. — Une expérience de matières fécales provenant d'un chien bien portant, à jeun, fut examiné de la manière ordinaire, au point de vue de la stercorine. *Quand l'extrait final eut été évaporé, l'examen microscopique révéla, outre la stercorine, une quantité considérable de cholestérine cristallisée en belles tables. Ce cas est le seul où nous ayons trouvé de la cholestérine dans les fèces.* La proportion de stercorine et de cholestérine était la suivante :

Quantité de matières fécales.............	8gr,910
Stercorine et cholestérine....................	0gr,014

Ces essais de fèces montrent qu'à l'état sain elles contiennent invariablement une substance grasse, non saponifiable, connue sous le nom de *séroline*, mais que nous avons nommée *stercorine*. Dans une seule de ces analyses, la dernière, nous avons trouvé de la cholestérine, bien qu'elles aient été entreprises dans le but d'extraire cette substance.

La stercorine n'a jamais été reconnue dans les matières fécales, et d'après ce qu'on sait de ses propriétés physiologiques, elle peut être considérée comme une substance nouvelle, dont la découverte dans ces matières la range parmi les produits les plus importants de la désassimilation. Aussi, la question qui se présente maintenant est celle de son origine.

Origine de la stercorine. — En étudiant les propriétés chimiques de cette substance, nous avons déjà vu que c'est un des corps gras non saponifiables qui ont beaucoup de caractères communs avec la cholestérine. On l'a décrite sous le nom de séroline, comme existant dans le sang en très-petite quantité, mais elle ne se trouve dans aucun des liquides qui sont déversés dans le canal alimentaire. Toutefois la cholestérine, qui lui ressemble de si près, est un des éléments de la bile. Le fait que la cholestérine est déversée dans l'intestin grêle, et ne se retrouve pas d'ordinaire dans les matières évacuées, tandis que la stercorine y est abondante, suffirait pour faire immédiatement soupçonner un rapport entre ces deux substances. A l'état de santé, dans la grande majorité des cas, la cholestérine disparaît et l'on trouve la stercorine; mais dans quelques cas rares, comme dans l'unique exemple présenté par des matières fécales de chien dans l'expérience XII, les deux substances coexistent dans les évacuations, et dans l'exemple cité, la cholestérine était de beaucoup la plus abondante. Ainsi on est amené à se poser cette question : la cholestérine est-elle susceptible de se convertir en stercorine et celle-ci provient-elle de la transformation de la cholestérine de la bile? Avant de traiter expérimentalement cette question, examinons les faits que nous possédons déjà sur ce point. On n'a jamais étudié les fèces au point de vue de la *stercorine*, mais dans quelques circonstances on a trouvé de la *cholestérine* évacuée par l'anus sans altération.

On a constaté la présence de la cholestérine dans le méconium, dans les fèces d'animaux hibernants, et parfois dans les matières fécales ordinaires, bien que nous ne puissions trouver sur ce dernier point d'autre observation que celle que nous venons d'enregistrer.

Méconium. — La cholestérine existe en quantité considérable dans le méconium, où le microscope la fait voir en cristaux tubulaires, et d'où l'on peut l'extraire abondamment avec une grande facilité. La stercorine, ou séroline, n'a jamais été citée comme existant dans cette matière. Dans la seule analyse de méconium que nous ayons faite, nous avons trouvé une grande quantité de cholestérine : 6,425 parties pour 1000, mais pas de stercorine. Il n'est pas difficile d'expliquer l'origine de la cholestérine dans le méconium. Bien avant l'introduction d'aliments dans le canal alimentaire, et avant que les fluides exclusivement digestifs soient formés, la bile est produite et déversée. Elle s'accumule dans l'intestin avec les autres substances qui composent le méconium, et enfin est évacuée peu de temps après la naissance. De là vient l'abondance de la cholestérine dans le méconium ; mais lorsque les liquides digestifs sont sécrétés et les aliments reçus dans le canal intestinal, la cholestérine disparaît et fait place à la stercorine.

Fèces des animaux hibernants. — De même que la fonction excrétante du foie commence avant que le canal digestif reçoive des aliments, elle continue pendant l'état d'hibernation, alors que l'animal ne prend pas de nourriture pendant plusieurs semaines et même plusieurs mois. Dans ces circonstances, on trouve la cholestérine sans altération dans les fèces, mais elle disparaît quand l'animal se réveille et que les organes digestifs reprennent leurs fonctions.

Fèces normales. — La cholestérine n'existe pas d'ordinaire dans les fèces normales, mais dans l'expérience XII on en trouve une petite quantité mêlée à la stercorine. L'animal était resté, certainement, vingt-quatre heures, et probablement même quarante-huit heures sans prendre de nourriture. Les fèces étaient de couleur et de consistance normales.

Ces faits semblent démontrer qu'avant l'établissement de la digestion, comme dans le fœtus et pendant sa suspension, comme chez les animaux hibernants, et dans l'expérience XII, la cholestérine passe sans altération à travers le canal alimentaire. Mais aussitôt que la digestion commence, la cholestérine disparaît des fèces et y est remplacée par la stercorine. Il paraît donc certain que pendant son passage dans le canal alimentaire, quelques-uns des fluides digestifs agissent sur la cholestérine de la bile et la changent en stercorine. Ce changement semble sous la dépendance de la digestion ; car avant qu'elle ne commence ou lorsqu'elle est suspendue, la cholestérine passe sans altération. Une expérience conclusive consisterait à dévier de l'intestin la bile, et par conséquent la cholestérine et à examiner l'effet produit sur la formation de la stercorine. Dans un cas de jaunisse causé par une duodénite (que nous décrirons plus en détail en traitant des relations pathologiques de la cholestérine), les conditions nécessaires pour une observation de ce genre semblèrent remplies. Le sujet souffrait d'une jaunisse intense due à l'obstruction du canal cholédoque produite par une duodénite. Les fèces étaient couleur d'argile. Après quelque temps, le sujet fut guéri de la jaunisse, et les matières fécales reprirent leur couleur naturelle. A l'époque où les fèces étaient décolorées et l'ictère le plus marqué, il est probable que la bile ne pouvait en aucune façon pénétrer dans le canal alimentaire. Cependant cette obstruction cessa quand les fèces reprirent leur couleur et que l'ictère disparut. Pour reconnaître l'effet de l'obstacle à l'écoulement de la bile et celui de son rétablissement sur la stercorine des fèces, les selles furent analysées pendant la jaunisse et après la guérison.

Analyse des fèces décolorées. — La quantité de matières examinées fut de 61 grammes. Après avoir évaporé, traité par l'éther, repris par l'alcool chaud le résidu de l'évaporation de l'éther, la matière grasse, qui était très-abondante, fut complétement saponifiée par une ébullition d'un quart d'heure dans une solution de potasse caustique, *ce qui démontra l'absence de cholestérine et de stercorine.*

Analyse des fèces du même malade revenues à leur couleur normale. — Cette analyse fut faite dix-neuf jours après la précédente. La quantité de matières était peu considérable. Elles furent traitées par la méthode ordinaire, et donnèrent la proportion suivante de stercorine :

Quantité de matières fécales.	32gr,590
Quantité de stercorine.	0gr,022

Rapprochée des faits déjà cités par rapport à l'évacuation de la cholestérine par l'anus quand la digestion n'a pas lieu, cette observation établit l'origine de la stercorine. *Elle est produite par une transformation de la cholestérine de la bile qui dépend de la digestion.* Lorsque la cholestérine ne peut pas pénétrer dans le canal alimentaire, comme cela avait eu lieu dans le premier cas d'analyse des fèces, on ne trouve pas de stercorine dans les déjections, et elle y apparaît de nouveau quand la cholestérine reprend son cours.

Comparaison de la quantité de cholestérine évacuée chaque jour, avec la quantité de cholestérine produite par le foie. — La quantité de stercorine que nous avons extraite d'une selle quotidienne normale d'un adulte en bonne santé fut de 0gr,675. Comme les déjections ne contiennent pas de cholestérine, la stercorine doit représenter toute la cholestérine excrétée dans les vingt-quatre heures. On voit qu'il en est ainsi, si l'on compare le chiffre obtenu avec la quantité de cholestérine produite en un jour.

	Grammes.
Quantité de bile en vingt-quatre heures (Dalton) (1).......	1,0975
Quantité de cholestérine à raison de 0,618 parties pour 1000 (A. Flint fils)...................................	0,678
Quantité de stercorine évacuée (A. Flint fils).............	0,675
Différence.....	0,003

Cette différence insignifiante de $0^{gr},003$ prouve en même temps l'exactitude de l'estimation de la quantité de bile excrétée en un jour, l'exactitude de l'estimation de la proportion de cholestérine qui se trouve dans la bile, ainsi que de l'analyse quantitative au point de vue de la cholestérine, et comme ces observations ont été faites tout à fait isolément, leur résultat apporte le dernier anneau à la chaîne de preuves à l'appui de cette opinion : *que la cholestérine, en traversant le canal alimentaire, se trouve transformée en stercorine, forme sous laquelle elle est évacuée dans les fèces.*

Nous pouvons donc résumer ainsi l'histoire de la cholestérine :

1° *La cholestérine est une matière excrémentitielle produite par la désassimilation de la substance nerveuse, et absorbée par le sang.*

2° *Elle est séparée du sang lors de son passage dans le*

(1) Dalton's *Treatise on Human Physiology*, 2e édit., p. 171.

foie, entre dans la composition de la bile à laquelle elle donne son caractère excrémentitiel.

3° *Elle est déversée avec la bile à la partie supérieure de l'intestin grêle, où l'acte de la digestion cause son changement en stercorine, forme sous laquelle elle est évacuée dans les fèces.*

4° *La stercorine, qui constitue le grand élément excrémentitiel des fèces, est un des excréments les plus importants produits par l'usure de l'économie.*

RELATIONS PATHOLOGIQUES DE LA CHOLESTÉRINE.

Avec les données limitées que nous possédons sur les variations dans la quantité de cholestérine pendant la santé et la maladie, il est impossible de faire plus que d'ouvrir la grande question de ses relations pathologiques. Toutes les questions de physiologie ont pour fin, dans une certaine mesure, l'élucidation de quelques questions pathologiques. Le médecin praticien demandera naturellement si les connaissances plus précises que nous possédons maintenant sur la fonction de la bile lui sont de quelque utilité dans l'étude et le traitement des maladies. Il est certain que toute addition à nos connaissances sur les fonctions du corps à l'état sain, a une liaison plus ou moins directe avec la maladie. Ce qui peut paraître un simple objet d'intérêt pour celui qui s'adonne spécialement à la physiologie, et dépourvu de toute conséquence pratique apparente, arrivera certainement, après d'autres progrès, à se relier aux connaissances acquises de manière à devenir utile au praticien. Mais l'intérêt n'est pas si éloigné en ce qui touche les relations pathologiques d'une excrétion importante, surtout quand cette fonction se rapporte au foie. Depuis un temps presque immémorial, on attribue à un dérangement du foie un grand nombre de maladies dans le traitement desquelles on a cru qu'il importait avant tout de favoriser la sécrétion de la bile. Une classe de remèdes supposés capables de régulariser les fonctions de la bile a toujours été employée par les médecins. De nos jours, ces idées ont perdu de leur crédit, car le médecin instruit est maintenant habitué à baser ses idées pathologiques sur un certain fonds des connaissances définies, et l'on a trouvé que la physiologie et la pathologie de la bile avaient été très-peu comprises. Les anciens praticiens avaient, comme nous, une classe de cas marqués par un *malaise* général, et accompagnés de symptômes mal définis que l'on attribuait à *l'état bilieux*, pour lesquels ils avaient l'habitude d'employer les cholagogues, et à leur tête le mercure, avec un succès incontestable. Il est vrai que nos progrès dans les connaissances de la maladie nous ont fait rapporter à d'autres désordres les conditions qui étaient supposées indiquer *l'état bilieux*, mais on a peu appris sur la pathologie du foie, et il y a beaucoup d'états pathologiques que l'on peut traiter avec succès, — bien que d'une façon empirique, — et dont le vrai caractère est inconnu. C'est sur ce sujet obscur que les recherches physiologiques qui précèdent jetteront, nous l'espérons, quelque lumière.

Pour répéter une expression dont nous avons déjà fait usage, la connaissance du rôle de la cholestérine et son histoire dans l'organisme sain doivent servir à la pathologie des maladies qui dépendent du dérangement de cette fonction, autant que la connaissance du rôle de l'urée a servi à la pathologie de maladies qu'on sait maintenant être sous la dépendance de l'urémie.

CHOLESTÉRÉMIE.

Pour la cholestérine comme pour d'autres substances excrémentitielles qui existent invariablement dans le sang à l'état sain, il y a accumulation dans ce liquide si les fonctions de l'organe éliminateur sont troublées. Ce fait a déjà été incidemment mentionné en traitant des propriétés de la cholestérine qui la relient aux substances excrémentitielles. Cela a lieu pour l'urée; mais il y a eu des cas d'empoisonnement urémique et des malades sont morts dans le coma urémique bien avant que la cause en fût connue. Il en est ainsi de la bile. Les cas ordinaires de jaunisse, nommés par Piorry *cholémie*, ne sont pas d'un caractère dangereux; mais il y a des cas où la jaunisse, bien que moins caractérisée par la couleur, constitue une condition toute différente. Ici, nous avons évidemment l'action d'un poison dans le sang, dont les effets sur le cerveau amènent le coma et la mort, comme dans la rétention de l'urée. Les pathologistes demandent d'où provient la différence de gravité des cas d'ictère. Les chimistes ont analysé le sang, dans l'espoir de l'expliquer par la présence, dans les cas graves, des glyco-cholates et des tauro-cholates de soude, qu'ils regardaient comme les seuls éléments importants de la bile. Mais ils n'ont pu découvrir dans le sang ces substances, et la question est demeurée sans réponse.

Dans les cas simples de jaunisse, la bile dont la matière colorante est résorbée provient des canaux excréteurs et de la vésicule du fiel.

Dans les cas graves de jaunisse, qui ont presque toujours une terminaison fatale, il y a rétention de la cholestérine dans le sang, ou cholestérémie.

Nous avons été forcé de nous servir exclusivement de cas pathologiques pour étudier la cholestérémie, car en opérant sur de grands animaux, personne n'a encore réussi à extraire le foie (comme nous extrayons les reins) pour noter les symptômes d'empoisonnement et démontrer l'accumulation de la cholestérine dans le sang. Nous n'avons pas pu, par suite de l'insolubilité de la cholestérine, faire des expériences en l'injectant dans les vaisseaux sanguins. Toutefois nous avons eu l'occasion de faire l'examen du sang d'un malade dans la dernière période d'une cirrhose du foie accompagnée de jaunisse, et de la comparer avec celui d'un malade affecté d'un simple ictère. Chez ces deux malades, les fèces étaient décolorées; mais chez l'un l'ictère était un symptôme grave, accompagnant les dernières périodes de la désorganisation du foie; tandis que dans le dernier, elle dépendait simplement d'une duodénite, le pronostic avait été favorable et fut confirmé par le résultat. Comme la cirrhose accompagnée d'ictère est fort rare, nous nous sommes trouvé très-heureux d'avoir l'occasion de comparer ces deux cas.

Premier cas. — *Jaunisse provenant d'une obstruction causée par une duodénite.* — Marie Bishop, âgée de quarante-deux ans, Irlandaise, veuve, domestique, fut admise à l'hôpital de *Blackwell's Island*, le 12 juin 1862, avec les symptômes suivants : léger mouvement fébrile, accompagné de douleur intense dans la région duodénale ; surface du corps légèrement ictérosée ; selles couleur d'argile ; urine très-colorée, — non examinée au point de vue de la bile ; poumons et foie sains ; appétit assez faible ; pas d'ascite. L'ictère existait environ depuis le 23 mai 1862. La malade fut consignée au lit.

Le docteur Flint, médecin de service, diagnostiqua un ictère produit par une duodénite.

Traitement. — Laxatifs chaque jour, bonne nourriture, avec une légère quantité de stimulants.

21 *juin.* — Une petite quantité de sang fut tirée du bras pour en faire l'examen, et le 23, les selles furent gardées dans le même but.

27 *juin.* — La malade demeure à peu près dans le même état.

11 *juillet.* — La douleur et la sensibilité dans la région duodénale ont entièrement disparu. L'amélioration a été constante depuis la dernière observation. Les selles sont naturelles depuis plusieurs jours. Bien que la ma-

lade garde presque constamment le lit, elle peut se lever deux ou trois heures par jour. La jaunisse a diminué graduellement, elle s'est dissipée depuis trois ou quatre jours, et est totalement absente aujourd'hui.

12 *juillet.* — Un autre spécimen des selles, dont l'apparence est normale, a été gardé pour en faire l'analyse.

Analyse du sang au point de vue de la cholestérine. — Le sang fut analysé environ seize heures après avoir été tiré du bras. Il était complétement divisé en sérum et en caillot. Le sérum était d'un jaune brillant, — plus décidément bilieux que dans le cas qui va suivre. Il fut évaporé, pulvérisé, et l'analyse quantitative, au point de vue de la cholestérine, donna les résultats suivants :

	Grammes.
Quantité de sang	13,764
Quantité de cholestérine	0,007
Proportion de cholestérine pour 1000 parties de sang	0,508

Deuxième cas. — *Jaunisse avec cirrhose.* — Anne Thompson, âgée de trente-neuf ans, née en Irlande, domestique, fut admise à l'hôpital de *Blackwell's Island*, le 16 juin 1862, et donna de sa maladie l'historique suivant : Il y a trois ans, elle contracta un fort rhume, accompagné d'enflure de la main et des deux jambes, qui continua pendant huit à neuf semaines. Ce temps écoulé, elle s'aperçut que l'abdomen augmentait de volume. La malade se sentait très-faible, l'urine était rare, et les selles furent régulières jusqu'à son entrée à l'hôpital.

Elle nia qu'elle eût l'habitude des alcooliques, mais avoua qu'elle buvait de la bière.

18 *juin.* — La surface du corps était très-ictérosée ; la couleur était fort marquée sous la langue et à la conjonctive. L'abdomen était rempli de liquide; pouls, 90, petit et faible; diarrhée, déjections couleur d'argile ; urine abondante et fortement colorée par la bile; appétit très-faible. La paracentèse fut pratiquée, et il s'écoula environ huit litres de sérum clair, couleur de paille. La malade fut consignée au lit.

Le docteur Flint, médecin de service, diagnostiqua une cirrhose.

Le traitement consista en un régime fortifiant et stimulant, avec l'usage de la teinture de muriate de fer.

21 *juin.* — Une petite quantité de sang fut tirée du bras pour être analysée, et le 23, un spécimen des selles fut conservé dans le même but.

La malade mourut le 27 juin. Il n'y eut pas de convulsions, et, bien que dans un état de stupeur, elle avait encore sa connaissance, vingt minutes avant la terminaison fatale. La stupeur exista pendant trois ou quatre jours avant la mort, et deux jours avant, elle se plaignit de diplopie. L'ictère fut extrêmement intense jusqu'au moment de la mort.

Autopsie. — L'abdomen contenait environ douze litres de liquide. Le foie pesait 1715 grammes. Il était de couleur claire et offrait en partie l'aspect mamelonné; en un mot, cet organe présentait l'apparence générale de la cirrhose. La vésicule biliaire était très-rétractée et contenait environ 8 grammes de bile. A l'examen microscopique, les cellules apparurent contractées. La substance fibreuse avait augmenté, et l'on voyait une grande quantité de globules gras un peu anguleux.

Analyse du sang au point de vue de la cholestérine. — Le sang fut examiné environ seize heures après avoir été recueilli. Il était entièrement divisé en caillot et en sérum; celui-ci était d'une couleur jaune verdâtre. Le caillot et le sérum furent évaporés, pulvérisés, et l'analyse quantitative, au point de vue de la cholestérine, faite comme nous l'avons indiqué plus haut, donna les résultats suivants :

	Grammes.
Quantité de sang	3,290
Quantité de cholestérine	0,006
Proportion de cholestérine pour 1000 parties	1,850

Le tableau suivant donne le résultat comparatif de cette expérience et celui des analyses de trois spécimens du sang du bras à l'état sain, examinés en même temps; tous les spécimens ayant été soumis à des manipulations identiques.

Tableau de la quantité de cholestérine trouvée dans le sang normal, le sang provenant d'un cas simple de jaunisse, et celui provenant d'un cas de jaunisse avec cirrhose.

SANG NORMAL.	Cholestérine pour 1000 parties.	SANG DE JAUNISSE.	Cholestérine pour 1000 parties.
Hommes. — 35 ans	0,445	1er cas, jaunisse simple	0,508
Hommes. — 22 ans	0,658	2e cas, jaunisse avec cirrhose	1,850
Hommes. — 24 ans	0,751		

Les résultats de l'examen du sang dans ces cas de maladie sont frappants et instructifs. Nous avons déjà vu que les variations, à l'état de santé, sont considérables. Dans les trois analyses relatées ici, le maximum était de 0,751 et le minimum de 0,445 pour 1000. Il n'a pas encore été possible d'étudier les conditions qui président à ces variations, mais nous en savons assez à cet égard pour comprendre que dans les analyses du sang, pendant la maladie, il faut que la proportion de cholestérine soit bien au-dessus du maximum et bien au-dessous du minimum, pour qu'on la considère en dehors des limites de la santé. Mais dans le second spécimen de sang de jaunisse, la différence d'avec les proportions que comporte la santé est assez considérable pour nous permettre d'en tirer des conclusions importantes au point de vue de la physiologie et de la pathologie.

Et d'abord, quels sont les résultats de ces observations au point de vue de la *physiologie* de la cholestérine ? Comme nous l'avons déjà remarqué, personne n'a encore extirpé le foie d'un animal vivant et observé l'effet de sa suppression sur la quantité de cholestérine du sang (1). Si cette expérience était praticable, et si elle démontrait

(1) Müller, Kunde et Moleschott ont réussi à extirper le foie de grenouilles et à les garder vivantes deux ou trois jours, — Moleschott en a même conservées plusieurs semaines. Ces observations furent faites au point de vue des selles biliaires et du pigment de la bile dans le sang, l'attention des expérimentateurs ne s'étant pas portée sur la cholestérine. L'auteur de ce mémoire avait commencé une série d'expériences sur les grenouilles, mais elles semblaient devoir se prolonger tellement qu'il fut forcé de les remettre.

que la quantité de cholestérine a augmenté dans le sang, et a causé la mort de l'animal, elle fournirait la preuve positive que cette substance est excrémentitielle, et était éliminée par le foie. Mais tandis que le physiologiste expérimentateur contribue beaucoup aux connaissances du pathologiste en produisant artificiellement des conditions anormales, la pathologie fournit une multitude d'expériences utiles faites par la nature, qui sont d'un prix infini pour le physiologiste. Dans le cas actuel, certaines maladies du foie offrent une condition que nous sommes, jusqu'à présent, incapables d'imiter par des expériences sur les animaux inférieurs. Une affection désorganisatrice du foie doit troubler sa fonction excrétoire, de même que la maladie de Bright trouble l'élimination de l'urée, et si la cholestérine est une substance excrémentitielle que le foie doit séparer, nous la verrons s'accumuler dans le sang quand cet organe sera sérieusement atteint d'une maladie affectant sa structure. *Si nous pouvons bien établir ce fait, nous aurons une preuve de la nature de la cholestérine et de la fonction du foie qui se rapporte à son élimination.*

Quel enseignement retirons-nous donc de la comparaison du sang du deuxième cas, — jaunisse produite par cirrhose, avec le sang normal, ainsi que de l'étude de l'histoire de ce cas?

Nous voyons ici la quantité de cholestérine énormément accrue, — 315,730 pour 100 au-dessus du minimum, et 146,338 pour 100 au-dessus du maximum. Le cas, en ce qui regarde les symptômes, était très-grave.

Non-seulement la malade souffrait d'une accumulation de liquide, mais il y avait évidemment un poison dans le sang. Elle mourut après trois ou quatre jours de stupeur, et à l'autopsie, on trouva le foie désorganisé. La sécrétion de la bile était insuffisante, et cela depuis longtemps, car la vésicule biliaire était très-contractée et les selles couleur d'argile. En un mot, elle mourut de *cholestérémie*, et le fait que cet état pathologique peut exister est une preuve de la fonction excrémentitielle de la cholestérine, comme l'urémie, en tant que produisant l'empoisonnement du sang, fait présupposer que l'urée est un excrément.

Physiologiquement, le cas remplit la condition caractéristique des substances excrémentitielles, qui consiste dans leur accumulation dans le sang, quand les fonctions éliminatrices des organes excréteurs sont interrompues. Le foie se désorganisa tellement, que ses fonctions furent sérieusement troublées, et que la quantité de cholestérine dans le sang s'accrut dans des proportions énormes.

Les déductions *pathologiques* des faits mis en lumière par l'analyse du sang, dans ces cas, nous semblent d'une grande importance. Ce qu'on a écrit sur les maladies qui se rapportent aux désordres du foie renferme beaucoup de théories plus ou moins plausibles, pour expliquer certaines conditions établies depuis longtemps par l'observation clinique. Il existe des cas de simple jaunisse qui ne mettent pas la vie en danger, et quelquefois, bien que l'ictère soit excessif, ils poursuivent leur cours sans même obliger le malade à suspendre ses occupations ordinaires. D'un autre côté, nous avons des jaunisses qui sont invariablement fatales. La maladie décrite par Frerichs, sous le nom d'atrophie aiguë du foie, et appelée par quelques auteurs jaunisse aiguë, est une des maladies les plus graves que nous connaissions. L'existence de cette grande différence a conduit les observateurs cliniques à attribuer les cas légers à une simple résorption de la matière *colorante* de la bile, et les cas graves à la rétention ou à la résorption de quelques-uns de ses éléments les plus importants, d'autant plus que l'on a également observé que les symptômes qui caractérisent ce dernier état pathologique se présentent parfois dans des maladies affectant la structure du foie sans produire aucun changement dans la couleur de la peau. Mais la pathologie de cette maladie est demeurée tout à fait inconnue. On a pensé que, dans ces cas, quelques-uns des éléments de la bile existaient dans le sang. Frerichs dit : « De même que l'urée s'accumule en grande quantité dans le sang, lors de la dégénérescence granuleuse des reins, de même les acides et le pigment de la bile devraient s'accumuler dans le sang lorsqu'il existe une dégénération granuleuse du foie. Des observations répétées ont prouvé qu'il n'en était pas ainsi (1). » Des expériences sur les animaux ont eu les mêmes résultats. Les grenouilles conservées vivantes

(1) *A Clinical treatise on diseases of the Liver*, by Dr Fried. Theod. Frerichs, prof. of clinical medicin, etc. [Berlin, translated by Charles Murchison M. D. *The New Sydenham Society*. London, 1860, vol. I, p. 83.

par Moleschott, pendant plusieurs semaines, après qu'on leur eut extirpé le foie, ne présentaient aucune trace de sel biliaire ni de pigment en un point quelconque de l'économie, ce qui montre que ces matières sont fabriquées dans le foie. Cette obscurité, qui conduit à toutes sortes de théories en ce qui regarde la pathologie du foie, doit exister tant que notre connaissance de la physionomie de la bile est incomplète. Si les expérimentateurs avaient recherché la cholestérine, — substance qui préexiste dans le sang et en est séparée par le foie, — au lieu des sels biliaires, — qui ne préexistent pas dans le sang et sont fabriqués par le foie, comme les expériences tendaient à le démontrer, et qui appartiennent exclusivement à la bile, ils auraient obtenu des résultats différents. Ce fait que les sels biliaires appartiennent exclusivement à la bile, et ne se trouvent dans aucun autre liquide, aurait dû les conduire à laisser de côté ces substances dans leurs analyses du sang, parce qu'elles donnent à la bile le caractère d'une sécrétion et la distinguent des excrétions; et ils auraient dû chercher une substance qui existât dans le sang aussi bien que dans la bile, — condition indispensable pour la classer parmi les excrétions, et cette substance, c'est la cholestérine.

Comprenant, comme nous faisons maintenant, la physiologie de la cholestérine, nous pouvons diviser la jaunisse en deux variétés : simple *ictère* ou coloration jaune, et un état que nous avons nommé *cholestérémie*. Nous pouvons rencontrer aussi ce dernier état pathologique indépendamment de l'altération de la couleur de la peau.

Ictère simple. — Dans l'ictère simple, la matière colorante des conduits biliaires est résorbée. Comme il a été prouvé que la matière colorante de la bile se montre d'abord dans le foie, lorsqu'elle existe dans le sang, elle n'est pas due à l'accumulation, mais à la résorption. Dans ces cas, la résorption dépend d'ordinaire d'une obstruction qui produit la rétention de la bile. Le patient souffre seulement de la maladie qui cause l'obstruction et du dérangement de la digestion occasionné par l'absence de la bile dans le canal intestinal. Dans ces cas, qui n'offrent pas de lésion organique du foie, il n'y a pas de danger d'absorption de la cholestérine ; nous avons un cas analogue à la rétention d'urine. Le malade souffre seulement de la rétention de la bile dans les conduits excréteurs, et la cholestérémie n'est pas plus à craindre, comme résultat de l'obstruction du conduit biliaire, sans changement de la structure du foie, que l'on ne doit s'attendre à l'urémie dans la rétention vésicale de l'urine, sans altération organique des reins. Les matières excrémentitielles peuvent être retenues dans le sang, mais elles ne sont jamais réabsorbées.

La quantité de cholestérine du sang n'est pas nécessairement augmentée dans l'ictère simple, car le foie continue à l'éliminer, et une fois qu'elle a été séparée du sang, celui-ci ne s'en empare plus. L'analyse du sang dans le premier cas montrait une proportion de 0,508 parties pour mille : cette proportion demeurait dans les limites de la santé, et c'est probablement à cause de l'état de faiblesse du sujet qu'elle se trouvait au-dessous de la moyenne.

Les selles peuvent être ou n'être pas décolorées; ceci dépend de l'étendue de l'obstruction qui empêche le passage de la bile dans l'intestin. L'obstruction à l'écoulement de la bile disparaît souvent avant que l'économie ait eu le temps de dissiper la coloration de la peau, et les selles redeviennent normales, tandis que le patient reste ictérosé. Dans quelques cas, il n'y a pas de changement apparent dans les selles pendant le cours de la maladie. Quand les selles sont entièrement décolorées, elles ne contiennent pas de *stercorine*, forme que prend la cholestérine avant d'être évacuée, mais on y trouve une quantité anormale de matières grasses qui passent sans être digérées (1). Cet élément reparaît dans les fèces, quand l'écoulement de la bile est rétabli et qu'elles ont repris leur couleur normale.

On a fait des selles du premier cas les deux analyses suivantes : l'une, quand elles étaient complétement décolorées et la malade très-ictérosée ; l'autre, quand elle fut rétablie, et que les déjections eurent repris leur apparence naturelle :

(1) Ce fait, qui a été souvent remarqué, semble indiquer que la bile joue un rôle dans la digestion des matières grasses. Nous avons observé que des chiens portant des fistules biliaires, bien qu'ayant un appétit vorace, refusaient de manger de la viande grasse. Cette répugnance pour la graisse a été notée dans des cas de jaunisse avec décoloration des fèces.

Selles du premier cas.— Jaunisse causée par une duodénite. — Première analyse.— Les fèces étaient couleur d'argile et en apparence privées de bile. Leur poids était de 61 grammes. Elles furent facilement évaporées à siccité, pulvérisées et digérées pendant vingt-quatre heures dans 13^{cc},31 d'éther. Elles furent filtrées au charbon animal, évaporées, et l'on reprit le résidu par l'alcool chaud. Après évaporation de l'alcool, le résidu de matière grasse était très-abondant.

Le résidu fut alors traité par une solution de potasse caustique et exposé à une chaleur modérée. En un quart d'heure, il fut complétement saponifié, et forma un savon homogène et transparent, sans résidu, ce qui prouvait l'absence de la stercorine. Le savon fut concentré et moulé en pain. Nous conservons ce spécimen qui pèse 2^{gr},13. Voici les résultats de l'analyse :

	Grammes.
Quantité de matières fécales	61
Quantité de matières grasses	2,531
Proportion de matières grasses	4,144

Il n'y avait ni stercorine, ni aucune autre matière grasse non saponifiable.

Selles dix-neuf jours plus tard.— Deuxième analyse. — A cette époque, la malade était complétement guérie de la jaunisse, et les selles avaient repris leur apparence naturelle. Une petite quantité de matière fécale fut réservée pour l'analyse chimique, qui fut faite par les procédés déjà décrits pour l'extraction de la stercorine, et donna les résultats suivants :

	Grammes.
Quantité de matières fécales	32,590
Quantité de stercorine	0,022

Cholestérémie avec ictère. — Dans la jaunisse compliquée d'empoisonnement du sang, nous avons un état très-différent en ce qui regarde la gravité des symptômes et le pronostic. Cela a lieu dans la jaunisse à l'état aigu, ou lorsqu'elle accompagne un changement de structure du foie, et en est la conséquence, comme dans la jaunisse de la cirrhose. La différence dans la pathologie de ces cas, comparés avec ceux de simple ictère, est depuis longtemps reconnue ; mais, comme nous l'avons remarqué, l'analyse du sang n'a jeté aucune lumière sur ce sujet, parce que les chimistes ont exclusivement dirigé leur attention sur les sels biliaires. Frerichs dit :

« J'ai moi-même fait, dans des cas de jaunisse, de nombreuses analyses du sang obtenu par la saignée, ou le plus souvent encore tiré du cœur ou de la veine porte du cadavre pour y chercher les sels biliaires et leurs dérivés immédiats. Récemment encore, je l'ai fait analyser par mon collaborateur, le docteur Valentin, mais toujours avec un résultat négatif. On ne put trouver, dans l'extrait alcoolique du sang, aucune substance qui, soumise au réactif de Pettenkoffer pour les sels biliaires, en présentât les moindres traces, soit que l'on traitât cet extrait directement par l'acide sulfurique et le sucre, soit que l'on en eût d'abord préparé un extrait aqueux pour se débarrasser des substances étrangères. Ce résultat coïncide avec les expériences de la plupart des anciens observateurs (1).

Dans les cas d'empoisonnement du sang par rétention et accumulation des éléments de la bile, nous trouvons, comme condition pathologique importante, une grande augmentation dans la proportion de cholestérine. Le fait de l'accumulation de cette substance dans le sang, dans certains cas d'ictère, a été noté par Becquerel et Rodier ; mais ils ne le rattachent pas à un changement organique du foie, et n'expliquent pas son importance physiologique et pathologique. Le fait de son accumulation dans le sang est une preuve complète de sa nature excrémentitielle, mais il ne semble pas avoir appelé l'attention des observateurs que nous venons de citer. Voici un des cas dans lesquels ils observèrent l'augmentation de cholestérine, le seul où ils parlent de son importance, et encore est-ce pour constater leur impuissance à l'expliquer.

La deuxième observation est à peu près semblable, sauf la phlegmasie qui n'existait pas. Elle est relative à un garçon limonadier âgé de dix-neuf ans, atteint depuis quelque temps d'une diarrhée bilieuse avec fièvre et ictère récemment développé, très-caractérisé. Il existait, dans le sang de ce malade, un léger abaissement de globules (136) ; l'albumine était à l'état normal (71,4), la fibrine également (2,3), les matières grasses assez abondantes ;

(1) Frerichs, *op. cit.*, p. 95.

la séroline en quantité impondérable, la cholestérine excessivement abondante (0,798) ; savon abondant (2,032). *A quelle cause faut-il attribuer cette grande quantité de cholestérine? Comment et pourquoi s'est-elle concentrée dans le sang malgré le flux bilieux? C'est ce qu'il est difficile de décider* (1).

Les connaissances que nous avons acquises sur la physiologie de la cholestérine écartent la difficulté que présentait l'explication de ce fait. Nous avions, dans le deuxième cas, une complication rare de jaunisse et de cirrhose où les symptômes indiquaient évidemment un empoisonnement du sang par la rétention d'un élément nuisible dans le sang. L'analyse du sang dans ce cas montra que la cholestérine existait dans la proportion de 1,850 parties pour mille; tandis que le minimum dans le sang normal est de 0,445, et le maximum de 0,751. Prenant ce cas pour exemple, nous avons une cholestérémie avec jaunisse présentant les symptômes caractéristiques de la rétention de la bile dans le sang, qui sont déjà bien connus, et qui avaient été établis longtemps avant que nous puissions décider quel était l'élément ainsi retenu. Les cas dans lesquels la jaunisse est accompagnée de cholestérémie diffèrent tellement de ceux de jaunisse ordinaire, qu'il n'y a aucune difficulté à les distinguer par leurs symptômes. Lorsque la jaunisse est accompagnée de cirrhose, il est probable qu'il y a toujours

(1) Becquerel et Rodier, *op. cit.*, p. 210. Les dernières lignes ne sont pas en italique dans l'original.

cholestérémie. Dans la jaunisse aiguë, les symptômes, surtout ceux qui se rapportent au système nerveux, sont si marqués, qu'il n'est pas difficile de juger de la gravité de la maladie. Nous ne doutons pas que la proportion de cholestérine dans le sang ne soit dans ces cas énormément accrue, bien que leur rareté ne nous ait pas permis de déterminer ce fait par l'analyse. L'ictère, avec cholestérémie et l'ictère simple sont aussi distincts que possible. Leur seul caractère commun est la coloration de la peau. L'ictère simple, comparativement inoffensif, n'est pas sujet à dégénérer en l'espèce plus grave, qui ne peut se présenter sans changement organique du foie ; tandis que la variété dangereuse se montre lorsque nous avons des preuves de lésion dans la structure du foie, ou présente tout d'abord des symptômes qui indiquent la gravité de sa nature. L'une n'offre pas plus de danger constitutionnel qu'une simple rétention spasmodique de l'urine ; tandis que l'autre présente des symptômes aussi graves que ceux qui accompagnent l'empoisonnement urémique causé par la désorganisation des reins.

Dans ces cas, les fèces peuvent présenter un manque très marqué de bile ; mais cela est dû à ce que la sécrétion de ce fluide, sans être supprimée, est insuffisante, tandis que les selles couleur d'argile, dans l'ictère simple, dépendent de la suppression de l'écoulement de la bile dans l'intestin. S'il y a suppression d'écoulement de la bile, comme dans notre premier cas, nous nous attendrons à ne pas trouver de stercorine dans les déjections, tandis que nous croirons devoir en rencontrer, bien qu'en proportion très-réduite, dans les cas d'écoulement insuffisant. L'analyse des selles dans les cas de maladie constitutionnelle du foie seront, dans la suite, d'un immense avantage, pour indiquer, par la quantité de stercorine présente, à quel degré se trouve troublée la fonction éliminatrice du foie.

Voici l'analyse des matières fécales du deuxième cas:

Le sujet était affecté d'une jaunisse causée par une cirrhose.

Matières fécales du deuxième cas. — Jaunisse dépendant d'une cirrhose. — Les matières présentaient la couleur d'argile, mais moins prononcée que dans le premier cas, où nous avions affaire à une simple jaunisse.

Le spécimen fut très-difficile à évaporer; il se réduisit en une masse glutineuse noire que l'on ne pouvait pulvériser. Il fut traité deux fois par l'alcool, et après évaporation fut repris par l'éther. Après l'évaporation de l'éther, le résidu fut pulvérisé, et l'analyse, au point de vue de la stercorine, donna les résultats suivants :

	Grammes.
Quantité de matières fécales...............	17,630
Stercorine..................................	0,005

Dans cette analyse, nous trouvons une très-grande diminution dans la proportion de stercorine des fèces; la quantité normale, dans les déjections quotidiennes, selon la seule observation que nous ayons faite, étant de 0^{gr},675. Le spécimen analysé comprenait la quantité ordinaire évacuée chaque jour. Il montra que la cholestérine était encore éliminée, bien qu'en proportion trop faible pour prévenir son accumulation dans l'économie. Ceci fut corroboré par l'autopsie. On trouva la vésicule biliaire contractée, mais contenant une petite quantité de bile.

Ainsi, l'examen du sang et des fèces d'une personne atteinte de cholestérémie avec jaunisse nous conduit aux conclusions suivantes :

1° — *La proportion de cholestérine dans le sang est énormément accrue, ce qui montre qu'un changement organique du foie l'a empêché de la séparer de ce liquide.*

2° — *Une diminution correspondante de la stercorine des fèces montre que la cholestérine n'est pas versée en quantité normale dans le canal alimentaire.*

Cholestérémie sans ictère. — Au point de vue de la pratique, cet état pathologique est un de ceux qu'il est très-important de pouvoir reconnaître; mais, ici surtout, nous sentons la nécessité de recherches plus étendues que celles qu'il nous a été possible de faire. Nous n'avons pu qu'ouvrir la voie par l'analyse d'un ou deux spécimens de sang provenant de malades atteints d'altération organique du foie, mais non de jaunisse. Une de ces affections du foie les plus vulgaires consiste dans les changements de structure compris sous le nom de cirrhose. Il est très-rare de trouver cette affection compliquée de jaunisse, et nous avons déjà vu combien ce symptôme est grave. Frerichs décrit un état pathologique qu'il appelle *acholie*, c'est-à-dire suppression des fonctions sécrétoires et excrétoires du foie. C'est à ce même état pathologique que nous avons donné le nom de *cholestérémie*, qui exprime quel est l'élément de la bile qui produit les effets toxiques dont Frerichs ignorait la cause, tandis que le terme acholie indique une rétention de la bile, sans donner aucune idée de l'agent morbifique actif. D'autres recherches établiront sans doute, d'une manière plus complète, ce que nos analyses semblent jusqu'à présent indiquer, c'est-à-dire que dans l'état appelé par Frerichs acholie sans jaunisse, nous trouvons la cholestérémie que nous avons vu exister dans l'acholie avec jaunisse. Le passage suivant de l'admirable traité sur le foie par Frerichs donne une idée de l'une des conditions dans lesquelles nous rencontrons l'acholie (ou cholestérémie) avec ou sans jaunisse :

« J'ai souvent rencontré des cas dans lesquels les malades, après avoir souffert longtemps de cirrhose du foie, ont tout à coup présenté une série de symptômes étrangers à cette maladie. Ils ont perdu le sentiment, puis ont été saisis de délire bruyant, puis est venu un état de coma dans lequel ils sont morts. Chez un sujet, il y eut contraction spasmodique des muscles du côté gauche du visage. Dans la plupart des cas, on observa en même temps une jaunisse légère, et l'un d'eux présenta des pétéchies. A l'autopsie, on ne parvenait à découvrir aucune trace de lésion du cerveau, et il n'y avait aucune indication de maladie aiguë à laquelle on pût attribuer le dérangement des fonctions cérébrales. Dans tous les cas, le foie présentait à un haut degré la dégénération de la cirrhose; les cellules glandulaires étaient chargées de matière grasse dont se séparait une grande quantité de leucine; les conduits biliaires contenaient seulement une petite quantité de bile pâle (1). »

Dans certains cas de lésion organique du foie, et probablement dans tous ceux accompagnés des symptômes graves dont parle Frerichs, nous avons affaire à la cholestérine ; mais cet état pathologique n'existe pas chaque fois que le foie est affecté, de même que l'urémie ne survient pas dans tous les cas de maladie des reins où la structure de ces organes est altérée. Non-seulement la nature fournit les organes nécessaires pour éliminer les matières excrémentitielles du sang, mais encore, dans le cas où les fonctions de ces organes sont partiellement interrompues, elle pourvoit à ce qu'une portion assume la fonction du tout. On peut enlever un rein, et l'autre se trouve capable de remplir les fonctions de tous les deux. Bien que les reins soient en partie désorganisés, la portion saine peut suffire à la fonction dépurative, et l'urée ne s'accumulera pas dans le sang. Il en est ainsi du foie. Nous voyons des malades affectés d'une désorganisation partielle de cet organe (comme dans quelques cas de cirrhose), qui semblent éprouver peu d'inconvénient de leur maladie, et n'offrent aucun symptôme de cholestérine. Mais quand cet organe est affecté dans une si grande étendue qu'il ne peut plus séparer suffisamment la cholestérine du sang, nous voyons la cholestérémie se produire. Nous avons fait l'analyse du sang de deux malades affectés de cirrhose, qui offraient ce con-

(1) Frerichs, *op. cit.*, p. 241.

traste par rapport aux symptômes de cholestérémie. Chez celui du troisième cas, les désordres constitutionnels étaient considérables, et chez l'autre (quatrième cas), le sujet ne gardait pas la chambre et n'était guère incommodé, bien qu'il eût subi environ trente fois l'opération de la paracentèse pour obvier à l'ascite.

Troisième cas. — *Cirrhose avec ascite, et grands désordres dans la santé.* — Mary Perkins, âgée de vingt-trois ans, née en Irlande, fille publique, est adonnée aux boissons alcooliques depuis environ sept ans. Vers le 1er mai 1862, elle remarqua un gonflement de l'abdomen, accompagné de douleurs dans la région du foie, et commença à garder le lit. Elle dit qu'à cette époque les selles étaient d'un vert foncé. L'accumulation de liquide dans l'abdomen continua, et la paracentèse fut pratiquée à l'hôpital (*Blakwell's Island*), le 25 juin. Environ six litres d'un sérum limpide, de couleur paille, furent évacués, mais on en laissa un peu dans l'abdomen, parce que la malade était très-faible. Elle alla mieux après l'opération, et le liquide ne s'accumula plus en grande quantité. On trouva que le volume du foie était diminué, et cette observation, jointe aux autres symptômes, fit diagnostiquer la cirrhose.

28 *juin*. — Un spécimen de sang fut tiré du bras pour l'analyse. La malade quitta l'hôpital, le 6 juillet; elle n'avait cessé de garder le lit que quelques jours auparavant.

Analyse du sang au point de vue de la cholestérine. — Le sang n'offrait à l'œil rien de particulier. L'analyse quantitative pour la cholestérine donna les résultats suivants :

	Grammes.
Quantité de sang..............................	7,593
Quantité de cholestérine..........................	0,070
Proportion de cholestérine pour 1000 parties de sang..	0,922

Quatrième cas. — *Cirrhose accompagnée d'ascite, avec peu de dérangement constitutionnel.* — Thomas Hughes, âgé de trente-trois ans environ, brasseur, se présente à l'hôpital du collége de *Long-Island*, le 1er juillet 1862. Il avoue qu'il a l'habitude de boire plus ou moins de spiritueux chaque jour, depuis dix ans. L'abdomen commença à enfler, il y a environ dix-huit mois. L'ascite fut précédée d'hématémèse, pendant laquelle il vomit en abondance du sang noir coagulé. L'abdomen gonfla dès lors et augmenta rapidement de volume. Sur l'avis d'un médecin, il prit des hydragogues et l'ascite disparut, mais pour revenir aussitôt qu'il suspendait l'usage des médicaments. L'œdème des membres inférieurs se montra peu après l'ascite. L'hématémèse s'est reproduite deux fois depuis la première attaque.

Le malade a subi la paracentèse deux ou trois mois après l'invasion de la maladie, et depuis lors l'opération a été répétée environ trente fois. La dernière a eu lieu le 27 juin dernier. *L'opération est pratiquée et il sort le lendemain. Il n'y attache pas d'importance, et se trouve chaque fois soulagé.* Il a continué à boire chaque jour de la bière et des spiritueux en petite quantité. Après les opérations, l'appétit est bon et les aliments ne causent aucune gêne. Quand l'abdomen est plein, les aliments causent une distension douloureuse, de sorte qu'il mange peu. L'urine est rare quand l'abdomen est plein; abondante après l'opération.

Il n'y a pas de douleur dans l'abdomen ou ailleurs. Le malade ne garde pas la chambre, mais ne vaque pas à ses affaires. Il dit n'être pas très-faible. Il offre une apparence anémique bien marquée.

L'abdomen est maintenant modérément rempli (1er juillet), les veines superficielles de cette région sont très-gonflées. Le cœur ne semble pas hypertrophié; on perçoit dans la masse de cet organe un faible murmure systolique.

Plusieurs mois avant que l'ascite ne se déclarât, il se trouva dans une bagarre et fut très-maltraité. Il ne garda pas le lit, mais dit n'avoir jamais été bien portant depuis, et il penche à attribuer sa maladie à cette cause.

On lui conseille de recourir à l'opération ordinaire quand l'abdomen est plein, l'usage des toniques, des mesures hygiéniques, l'abstinence des spiritueux, avec permission de continuer à prendre un peu de bière blanche. (*Notes privées du docteur Flint.*)

1er *juillet.* — Un spécimen du sang fut tiré du bras pour l'analyse.

Analyse du sang au point de vue de la cholestérine. — Le sang fut traité de la manière ordinaire, et l'analyse quantitative donna les résultats suivants :

	Grammes.
Quantité de sang	16,299
Quantité de cholestérine	0,004
Proportion de cholestérine pour 1000 parties de sang.	0,246

Le tableau suivant montre la quantité comparative de cholestérine dans ces spécimens et dans les trois spécimens de sang normal.

SANG NORMAL.	Cholestérine pour 1000 parties.	SANG DU CAS DE CIRRHOSE.	Cholestérine pour 1000 parties.
Hommes. — 35 ans	0,445	Cas III. Cirrhose (grave).	0,922
Hommes. — 22 ans	0,658	Cas IV. Cirrhose (légère).	0,246
Hommes. — 24 ans	0,751		

Ces deux cas offrent un contraste frappant, et l'analyse chimique du sang y a montré, dans la quantité de cholestérine, une différence aussi marquée que celle observée dans la gravité des symptômes. Ce qu'elle nous apprend est d'une haute importance. *Il n'y a pas toujours accumulation de cholestérine dans le sang quand la structure du foie est altérée ; car il faut que cette altération s'étende à une assez grande partie de l'organe, pour troubler l'élimination de cette substance.* La proportion peut même tomber au-dessous de la quantité normale, chez un malade rendu anémique par une cirrhose qui n'est pas assez développée pour produire la cholestérine. L'activité de la nutrition se trouvant diminuée par la maladie, la production de cholestérine par la désassimilation est nécessairement réduite. La cholestérine peut être légère et transitoire, car la cause qui la produit peut être, jusqu'à un certain point, temporaire. Dans le troisième cas, le sujet est obligé de garder le lit ; il éprouve dans la région du foie une douleur aiguë, due très-probablement à une légère inflammation. Cela produit une perturbation dans l'excrétion de la cholestérine, et nous constatons que sa proportion dans le sang s'est élevée à 22,769 pour 100 au-dessus du maximum, et à 107,190 au-dessus du minimum (1). Comme la malade était affaiblie par la syphilis avant l'apparition des symptômes de la maladie du foie, il est probable que la quantité de cholestérine du sang n'atteignait pas alors le maximum pour l'état de santé. En tout cas, il y avait une augmentation considérable sur ce maximum. Le quatrième cas n'est pas moins instructif. Ici nous avons un sujet souffrant depuis dix-huit mois d'une cirrhose du foie accompagnée d'ascite, et qui a subi la paracentèse plus de trente fois. Il semble n'avoir ressenti que les effets mécaniques de l'accumulation de liquide qui a parfois gêné la digestion et l'a rendu anémique. On l'opère, il est immédiatement soulagé et sort le lendemain. Il semble que dans ce cas, au moins pour ce qui est des symptômes, nous n'avons rien qui cause une perturbation dans les fonctions du foie, si ce n'est l'obstacle mécanique apporté à la circulation. Ce cas ressemble, pour les symptômes, à ceux d'hydropisie de l'ovaire, où le sujet porte avec lui une énorme quantité

(1) Malheureusement le caractère des selles ne fut pas noté.

de liquide, mais en souffre très-peu et se trouve temporairement soulagé quand on le fait écouler. Considérant l'état du malade, nous ne devons donc pas nous étonner de trouver que la quantité de cholestérine dans le sang soit, non pas augmentée, mais diminuée, et nous croyons pouvoir conclure d'après les symptômes, et aussi d'après l'analyse du sang, que l'affection du foie, tout en étant assez considérable pour produire un obstacle à la circulation, n'était pas assez grave pour causer la cholestérine.

Il est évident que des observations beaucoup plus étendues sont nécessaires pour établir les relations cliniques de la cholestérine sans jaunisse ; mais le cas de Mary Perkins montre que cet état pathologique existe, tandis que celui de Thomas Hughes prouve que cette affection n'est une conséquence des changements organiques du foie qu'autant que ceux-ci sont considérables. Le fait que nous rencontrons des cas d'empoisonnement du sang par la rétention d'un élément de la bile, *sans coloration de la peau*, est extrêmement important, et il nous semble établi hors de doute. Quand un patient atteint d'une maladie organique du foie présente les symptômes de l'empoisonnement du sang, c'est qu'il est atteint de *cholestérémie*, bien qu'il n'y ait pas ictère. La cholestérémie peut varier en intensité, depuis la forme légère qui caractérise le troisième cas, où elle était peut-être temporaire (1), jusqu'à

(1) Le sujet ayant quitté l'hôpital, il ne fut pas possible de vérifier le fait.

la forme grave mentionnée par Frerichs, marquée par un délire bruyant et le coma, et annonçant un dénouement prompt et fatal. Si nous rapprochons de ces conditions les cas généralement désignés sous le nom d'état bilieux, accompagnés de somnolence et d'un indéfinissable sentiment de malaise, ainsi que de constipation, etc. (symptôme que dissipe un simple purgatif mercuriel qui provoque, dit-on, la sécrétion du foie), ne pouvons-nous pas espérer jeter quelque lumière sur leur pathologie, par la connaissance de ce fait qu'il y a un état morbide appelé cholestérémie? Ceci est encore à l'état de spéculation; mais la découverte du rôle important de la cholestérine dans l'économie ouvre dans cette direction un champ d'observation presque illimité, et avant longtemps le médecin pourra sans doute parler de l'*état bilieux* et des *affections du foie* avec quelques idées définies sur leur pathologie.

Le tableau suivant donne les résultats des analyses quantitatives, au point de vue de la cholestérine, qui ont été mentionnées dans ce mémoire.

TABLEAU DES ANALYSES QUANTITATIVES AU POINT DE VUE DE LA CHOLESTÉRINE.

	QUANTITÉ ANALYSÉE.	CHOLESTÉRINE POUR 1000 PARTIES.
	Grammes.	Grammes.
Sang humain du bras. Homme sain, 35 ans....	20,221	0,445
Sang humain du bras. Homme sain, 22 ans....	12,171	0,658
Sang humain du bras. Homme sain, 24 ans....	6,653	0,751
Sang humain du bras. Simple jaunisse.........	13,764	0,508

	QUANTITÉ ANALYSÉE.	CHOLESTÉRINE POUR 1000 PARTIES.
	Grammes.	Grammes.
Sang humain du bras. Cholestérine et jaunisse..	3,290	1,850
Sang humain du bras. Cirrhose grave.........	7,593	0,922
Sang humain du bras. Cirrhose légère.........	16,299	0,246
Sang humain du bras. Hémiplégie :		
— Cas I, côté paralysé..	3,593	»
— Cas I, côté sain.....	8,319	0,481
— Cas II, côté paralysé.	1,191	»
— Cas II, côté sain.....	4,367	0,808
— Cas III, côté paralysé.	1,415	»
— Cas III, côté sain....	3,387	0,579
Sang de la carotide (expérience sur un chien)..	11,628	0,774
Sang de la jugulaire interne...............	8,733	0,801
Sang de la veine fémorale..................	8,675	0,806
Sang de la jugulaire interne (expér. sur un chien).	9,126	0,768
Sang de la carotide	6,338	0,947
Sang de la carotide (expér. sur un chien)......	9,306	0,967
Sang de la jugulaire interne................	1,293	1,545
Sang de la veine fémorale..................	2,911	1,028
Sang de la carotide (expér. sur un chien)......	10,335	1,257
Sang de la veine porte.....................	10,902	1,009
Sang des veines hépatiques.................	5,115	0,964
Cerveau humain (sujet tué instantanément)....	10,351	7,729
Cerveau humain (cas II)....................	9,776	11,456
Bile humaine (spécimen du cas II)............	14,551	0,618
Cristallin (quatre cristallins de bœuf).........	8,742	0,907
Méconium................................	11,500	6,245

CONCLUSIONS.

Les observations contenues dans ce mémoire semblent autoriser l'auteur aux conclusions suivantes :

1° La cholestérine existe dans la bile, le sang, la substance nerveuse, le cristallin et le méconium, mais ne se trouve pas dans les fèces normales. La quantité de cholestérine dans le sang du bras est de cinq à huit fois plus considérable qu'on ne l'avait jusqu'ici calculée.

2° La cholestérine est formée, en grande partie, sinon entièrement, dans la substance nerveuse, où elle est très-abondante, d'où elle est emportée par le sang, et constitue l'un des produits de rebut ou excrémentitiels les plus importants de l'économie. Sa production est constante, car elle existe toujours dans la substance nerveuse et dans le sang.

3° La cholestérine est séparée du sang par le foie, se montre comme un élément constant de la bile et est déversée dans le canal alimentaire. La physiologie de cette substance, dans le sang et dans la bile, la range au nombre des produits qui doivent être expulsés de l'économie, ou au nombre des excrétions. Elle préexiste dans le sang, ne joue aucun rôle utile dans l'économie, est éliminée par le foie et non manufacturée par lui, et si cette élimination est troublée, elle s'accumule dans l'organisme et cause un empoisonnement du sang.

4° La bile a deux fonctions bien distinctes qui dépendent de la présence de deux éléments d'un caractère tout à fait différent. L'une de ses fonctions se rattache à la nutrition. Elle est due à la présence du glyco-cholate et du tauro-cholate de soude. Ceux-ci ne préexistent pas dans le sang, jouent un rôle utile dans l'économie et n'en sont pas expulsés, sont fabriqués par le foie et appartiennent exclusivement à la bile, ne s'accumulent pas dans le sang quand les fonctions du foie sont troublées, et constituent, en un mot, des produits de *sécrétion*. Mais elle a une autre fonction, de nature dépurative, due à la présence de la cholestérine qui est une *excrétion*. L'écoulement de la bile est rémittent; il augmente beaucoup pendant la digestion, mais il a lieu pendant les intervalles, afin de séparer la cholestérine du sang qui la reçoit sans cesse.

5° Les fèces ordinaires et normales ne contiennent pas de cholestérine, mais de la *stercorine* (autrefois appelée séroline, parce que l'on supposait qu'elle n'existait que dans le sérum du sang), produite par une transformation de la cholestérine de la bile pendant l'acte de la digestion.

6° La transformation de cholestérine en stercorine n'a pas lieu quand la digestion est suspendue ou avant qu'elle soit établie; par conséquent, on ne trouve de stercorine ni dans le méconium ni dans les fèces des animaux hibernants pendant leur état de torpeur. Ces matières contiennent de la cholestérine en grande abondance, et on la voit aussi apparaître dans les fèces des animaux après un jeûne prolongé. C'est sous la forme de stercorine que la cholestérine est évacuée.

7° La différence entre les deux variétés de jaunisse avec lesquelles nous sommes familiers, l'une, simplement caractérisée par la couleur jaune de la peau, et comparativement inoffensive, tandis que l'autre, accompagnée de symptômes graves et presque toujours mortelle, dépend, dans un cas, d'un obstacle à l'écoulement de la bile, et dans l'autre, de sa suppression totale. Dans le premier cas, la bile est retenue dans les canaux excréteurs et sa matière colorante est absorbée, tandis que dans le second, la cholestérine est retenue dans le sang et y agit comme un poison.

8° Il existe un état pathologique dans le sang qui dépend de l'accumulation de la cholestérine, et que nous avons nommée *cholestérémie*. Elle ne se produit que dans le cas où un changement organique survenu dans le foie l'empêche d'accomplir ses fonctions d'organe excréteur. Elle est caractérisée par des symptômes graves, que l'on peut rapporter au cerveau, et qui dépendent des effets toxiques, sur cet organe, de la cholestérine accumulée. Elle est accompagnée ou non de jaunisse.

9° La cholestérémie ne survient pas dans tous les cas de maladie affectant la structure du foie. Il faut pour la produire que l'altération de la structure de cet organe soit assez étendue pour prévenir une élimination suffisante de cholestérine. Dans les cas où l'organe n'est que modérément attaqué, la partie saine peut remplir la fonction éliminatrice du tout.

10° Dans les cas de jaunisse simple où les fèces sont décolorées et où la bile n'a aucun accès dans l'intestin, on ne trouve pas de stercorine dans les selles. Mais dans les cas de jaunisse avec cholestérine, on peut rencontrer de la cholestérine (quoique toujours en proportion très-réduite), ce qui dénote une élimination insuffisante de la cholestérine du sang : cependant son excrétion n'est pas entièrement suspendue.

FIN.

TABLE DES MATIÈRES

Paris, — Imprimerie de E. Martinet, rue Mignon, 2.

LIBRAIRIE GERMER BAILLIÈRE

CATALOGUE

DES

LIVRES DE FONDS

ANATOMIE, PHYSIOLOGIE,
SCIENCES PHYSIQUES ET NATURELLES, PATHOLOGIE MÉDICALE,
PATHOLOGIE CHIRURGICALE, THÉRAPEUTIQUE, HYGIÈNE,
PHARMACIE, ART VÉTÉRINAIRE.

HISTOIRE ET PHILOSOPHIE.

Novembre 1867

PARIS

RUE DE L'ÉCOLE-DE-MÉDECINE, 17

Londres — H. Baillière, 219, Regent street | **New-York** — Baillière brothers, 440, Broadway

MADRID. — C. BAILLY-BAILLIÈRE, PLAZA DEL PRINCIPE ALFONSO, 16

BIBLIOTHÈQUE DE L'ÉTUDIANT EN MÉDECINE.

COLLECTION D'OUVRAGES POUR LA PRÉPARATION AUX EXAMENS DU DOCTORAT, DU GRADE D'OFFICIER DE SANTÉ, ET AU CONCOURS DE L'EXTERNAT ET DE L'INTERNAT.

PREMIER EXAMEN.

BERTON. — **Guide et questionnaire** de tous les examens de médecine et des concours de l'internat, de l'externat et de l'École pratique, avec les réponses des examinateurs eux-mêmes aux questions les plus difficiles, et suivi de grands tableaux synoptiques inédits d'anatomie et de pathologie. 1 vol. in-18, 1863. 2 fr. 50 c.

BÉRAUD et ROBIN. — **Manuel de physiologie** de l'homme et des principaux vertébrés, répondant à toutes les questions physiologiques du programme des examens de fin d'année. 2e édit., 2 vol. gr. in-18. 12 fr.

BERNARD (Claude). — **Leçons sur les propriétés des tissus vivants** faites à la Sorbonne, recueillies par M. ÉMILE ALGLAVE, 1865, 1 vol. in-8° avec 90 fig. dans le texte. 8 fr.

GOUBERT. — **Manuel de l'art des autopsies cadavériques**, surtout dans ses applications à l'anatomie pathologique, précédé d'une lettre de M. le professeur BOUILLAUD. 1867, 1 vol. in-8 de 500 pages, avec 145 figures dans le texte. 6 fr.

JAMAIN. — **Nouveau Traité élémentair d'anatomie descriptive** et de **prépa rations anatomiques.** 1867, 3e édition 1 vol. grand in-18 avec 223 fig. dans l texte. 12 fr

Avec fig. coloriées. 40 fr

LONGET. — **Mouvement circulaire d la matière dans les trois règnes,** ta bleaux comprenant un aperçu des fonc tions nutritives dans les êtres organisés avec fig. coloriées, 1865. 7 fr

MARCHESSAUX. — **Manuel d'anatomi générale,** histologie et organogénie d l'homme, ouvrage contenant un résumé d tous les travaux faits en France, en Alle magne et en Angleterre, sur la structure les propriétés, les analyses chimiques, l'exa men microscopique, et le développemen des liquides et des solides, 1844. 1 vol grand in-18 de 420 pag. 3 fr. 50 c

VULPIAN. — **Leçons sur la physiologi générale et comparée du système nerveux,** faites au Muséum d'histoir naturelle, recueillies par M. Ernest Bré mond. 1 fort vol. in-8°, 1866. 10 fr

DEUXIÈME ET CINQUIÈME EXAMENS.

ANDRY. — **Manuel pratique de percussion et d'auscultation.** 1845. 1 vol. grand in-18. 3 fr. 50 c.

BEYRAN. — **Manuel de pathologie générale.** 1863, 1 vol. grand in-18. 3 fr. 50 c.

BILLROTH. — **Traité de pathologie chirurgicale générale,** traduit de l'allemand par MM. Culmann et Sengel, précédé d'une introduction, par M. VERNEUIL. 1 fort vol. gr. in-8, avec 100 fig. dans le texte. 14 fr.

HOUEL. — **Manuel d'anatomie pathologique générale et appliquée,** contenant la *description* et le *catalogue* du Musée Dupuytren. 2e édition, 1862, 1 vol. gr. in-18. 7 fr.

JAMAIN. — **Manuel de petite chirurgie,** contenant les pansements, les bandages, les appareils de fractures, les pessaires, les bandages herniaires, les ponctions, la vaccination, les incisions, la saignée, les ventouses, le cathétérisme, l'extraction des dents, les agents anesthésiques, etc. 4e édition refondue. 1864, 1 vol. gr. in-18, avec 314 figures. 7 fr.

JAMAIN. — **Manuel de pathologie et d clinique chirurgicales.** 1867, 2e édit 2 forts vol. gr. in-18. 4 fr

MALGAIGNE. — **Manuel de médecin opératoire.** 1861. 7e édit. 1 vol. gr in-18. 7 fr

NÉLATON. — **Éléments de pathologi chirurgicale,** 2e édition, 1868.

Tome premier, rédigé par le docteu JAMAIN. 9 fr

Tome deuxième (1re partie), rédigé par le docteur PÉAN. 6 fr

NIEMEYER. — **Éléments de pathologi interne,** traduits de l'allemand par MM. Culmann et Sengel, annotés par M. CORNIL, avec une introduction par M. le professeur BÉHIER. 1866, 2 vol. gr. in-8°. 20 fr.

TARDIEU. — **Manuel de pathologie e de clinique médicales.** 1866, 1 fort vol grand in-18, 3e édit. 7 fr.

VELPEAU et BÉRAUD. — **Manuel d'anatomie chirurgicale, générale et topographique.** 3e édit. 1862, 1 vol. in-18 de 810 pag. 7 fr.

TROISIÈME EXAMEN.

BOCQUILLON. — **Manuel d'histoire naturelle médicale.** 1867. 1 vol. gr. in-18 avec 300 fig. 12 fr.

BOUCHARDAT. — **Physique,** avec ses principales applications, 1 vol. grand in-18 avec 230 fig. intercalées dans le texte. 3e édit., 1851. 4 fr. 50 c.

BOUCHARDAT. — **Histoire naturelle,** contenant la zoologie, la botanique, la minéralogie et la géologie. 2 vol. grand in-18, avec 308 fig. intercalées dans le texte. 1844. 7 fr.

GRÉHANT. — **Manuel de physique médicale.** 1 vol. grand in-18 avec 300 fig. (*Sous presse.*)

GIRAUD-TEULON. **De l'œil,** notions élémentaires sur la fonction de la vue et ses anomalies. 1867, in-18. 2 fr.

QUATRIÈME EXAMEN.

BOUCHARDAT. — **Manuel de matière médicale, de thérapeutique et de pharmacie.** 1864-1865, 4e édit., 2 vol. gr in-18. 14 fr.

DESCHAMPS. — **Manuel de pharmacie et Art de formuler,** contenant : 1° les principes élémentaires de pharmacie; 2° des tableaux synoptiques : *a*, des substances médicamenteuses tirées des trois règnes, avec leurs doses et leurs modes d'administration ; *b*, des eaux minérales employées en médecine ; *c*, des substances incompatibles; 3° les indications pratiques nécessaires pour composer de bonnes formules ; suivi d'un *Formulaire de toutes les préparations iodées* publiées jusqu'à ce jour. 1856. 1 vol. gr. in-18, 19 fig. 6 fr.

FOY. — **Manuel d'hygiène publique et privée.** 1845. 1 vol. in-18. 4 fr. 50 c.

CINQUIÈME EXAMEN.

NAEGELE. — **Manuel d'accouchements** à l'usage des élèves sages-femmes, nouvelle traduction de l'allemand sur la dernière édition, par M. le docteur Schlesinger, augmentée et annotée par le docteur Jacquemier, ancien interne de la maison d'accouchements de Paris, suivi d'un Appendice contenant la saignée, les ventouses, la vaccine et les préparations pharmaceutiques les plus usuelles et les plus simples, et terminé par un **Questionnaire** complet. (Ouvrage placé, par décision ministérielle, au rang des livres classiques des élèves sages-femmes de la Maternité de Paris.) 1 vol. gr. in-18 avec 87 fig. Nouvelle édit. (*Sous presse.*)

DICTIONNAIRE
DES
DICTIONNAIRES DE MÉDECINE
FRANÇAIS ET ÉTRANGERS,
OU

TRAITÉ COMPLET DE MÉDECINE
ET DE CHIRURGIE PRATIQUES, DE THÉRAPEUTIQUE, DE MATIÈRE MÉDICALE,
DE TOXICOLOGIE ET DE MÉDECINE LÉGALE, ETC., ETC.,

CONTENANT

L'ANALYSE DES MEILLEURS ARTICLES QUI ONT PARU JUSQU'A CE JOUR
DANS LES DIFFÉRENTS DICTIONNAIRES
ET LES TRAITÉS SPÉCIAUX LES PLUS IMPORTANTS;

Ouvrage destiné à remplacer tous les autres Dictionnaires et Traités de médecine et de chirurgie, etc.,

Par une Société de médecins,

SOUS LA DIRECTION DE M. LE DOCTEUR FABRE,

Rédacteur en chef de la GAZETTE DES HÔPITAUX.

1850-1851. — 9 forts volumes in-8 imprimés sur deux colonnes, y compris le VOLUME SUPPLÉMENTAIRE rédigé en 1851. — Prix : 45 fr.

Le ***Supplément au Dictionnaire*** de FABRE se vend séparément 9 francs.

Il a été publié sous la direction de M. le docteur Ambroise TARDIEU, avec la collaboration de MM. Adet de Roseville, Barthez, Bayard, Becquerel, Rodier, Béhier, Cl. Bernard, Brierre de Boismont, Bouchardat, Boudin, Carrière, Durand-Fardel, Fermond, Foy, Gavarret, Gillette, Gosselin, Hillairet, Jamain, Am. Latour, Nélaton, Phillips, Requin, Robert, Robin, Sandras, Voillemier.

BIBLIOTHÈQUE DE PHILOSOPHIE CONTEMPORAINE

Volumes in-18 à 2 fr. 50 c.

Ouvrages parus.

H. Taine.

Le Positivisme anglais, étude sur Stuart Mill, 1 vol.

L'Idéalisme anglais, étude sur Carlyle, 1 vol.

Philosophie de l'art, 1 vol.

Philosophie de l'art en Italie, 1 vol.

De l'idéal dans l'art, 1 vol.

Paul Janet.

Le Matérialisme contemporain. Examen du système du docteur Büchner, 1 vol.

La Crise philosophique. MM. Taine, Renan, Vacherot, Littré, 1 vol.

Le Cerveau et la Pensée, 1 vol.

Odysse-Barot.

Philosophie de l'histoire, 1 vol.

Alaux.

La Philosophie de M. Cousin, 1 vol.

Ad. Franck.

Philosophie du droit pénal, 1 vol.

Philosophie du droit ecclésiastique, 1 vol.

La Philosophie mystique en France au XVIIIe siècle (Saint-Martin et don Pasqualis), 1 vol.

Émile Saisset.

L'Ame et la vie, suivi d'une étude sur l'Esthétique française, 1 vol.

Critique et histoire de la philosophie (fragments et discours), 1 vol.

Charles Lévêque.

Le Spiritualisme dans l'art, 1 vol.

La Science de l'invisible. Étude de psychologie et de théodicée, 1 vol.

Auguste Laugel.

Les Problèmes de la nature, 1 vol.

Les Problèmes de la vie, 1 vol.

Les Problèmes de l'âme, 1 vol.

La Voix, l'Oreille et la Musique, 1 vol.

Challemel-Lacour.

La Philosophie individualiste, étude sur Guillaume de Humboldt, 1 vol.

Charles de Rémusat.

Philosophie religieuse, 1 vol.

Albert Lemoine.

Le Vitalisme et l'Animisme de Stahl, 1 vol.

De la Physionomie et de la Parole, 1 vol.

Milsand.

L'Esthétique anglaise, étude sur John Ruskin, 1 vol.

A. Véra.

Essais de philosophie hégélienne, 1 vol.

Beaussire.

Antécédents de l'Hégélianisme dans la philosophie française, 1 vol.

Bost.

Le Protestantisme libéral, 1 vol.

Francisque Bouillier.

Du Plaisir et de la douleur, 1 vol.

Ed. Auber.

Philosophie de la médecine, 1 vol.

Leblais.

Matérialisme et Spiritualisme, précédé d'une préface par M. E. Littré (de l'Institut), 1 vol.

A. Garnier.

De la morale dans l'antiquité, précédé d'une introduction par M. Prévost-Paradol (de l'Académie française), 1 vol.

Schœbel.

Philosophie de la raison pure, 1 vol.

Beauquier.

Philosophie de la musique, 1 vol.

Tissandier.

Des sciences occultes et du Spiritisme, 1 vol.

J. Moleschott.

La circulation de la vie. Lettres sur la physiologie en réponse aux Lettres sur la chimie de Liebig, traduit de l'allemand par M. le docteur Cazelles, 2 vol.

H. Buchner.

Science et nature, traduit de l'allemand par Aug. Delondre, 2 vol.

Ath. Coquerel fils.

Origines et transformations du christianisme, 1 vol.

La conscience et la foi, 1 vol.

Jules Levallois.

Déisme et Christianisme, 1 vol.

Camille Selden.

La musique en Allemagne. Étude sur Mendelssohn, 1 vol.

Fontanès.

Le christianisme moderne. Étude sur Lessing, 1 vol.

Saigey.

La physique moderne. Étude sur l'unité des phénomènes naturels, 1 vol.

Mariano.

La philosophie contemporaine en Italie, 1 vol.

Faivre.

De la variabilité de l'espèce.

Chacun de ces ouvrages a été tiré au nombre de trente exemplaires sur papier vélin. Prix de chaque exemplaire. 10 fr.

ÉDITIONS ÉTRANGÈRES.

ÉDITIONS ANGLAISES.

H. Taine.

The philosophy of art. 1 vol. in-18 relié. 3 shil.

Paul Janet.

The materialism of the present day. A critique of Dr Büchner's system, translated by prof. Gustav. Masson. 1 vol. in-18 relié. 3 shil.

ÉDITIONS ALLEMANDES.

H. Taine.

Philosophie der Kunst. 1 vol. in-18. 1 thal.

Paul Janet.

Der Materialismus unzerer Zeit in Deutschland, ubersetzt von Prof. Reichlin-Meldegg, mit einem Vorwort von Prof. von Fichte. 1 vol. in-18. 1 thal.

BIBLIOTHÈQUE

D'HISTOIRE CONTEMPORAINE

FORMAT IN-18

Volumes à 3 fr. 50.

Ouvrages parus.

CARLYLE . . . . Histoire de la Révolution française, traduite de l'anglais par M. Elias Regnault. Tome 1er : LA BASTILLE. Tome 2e : LA CONSTITUTION. Tome 3e et dernier : LA GUILLOTINE.

VICTOR MEUNIER. . . . . Science et Démocratie . 2 vol.

JULES BARNI. . . . . Histoire des idées morales et politiques en France au XVIIIe siècle. 2 vol.

Tome premier (Introduction. — L'abbé de Saint-Pierre. — Montesquieu. — Voltaire.)

Tome second (Jean-Jacques Rousseau. — Diderot. — D'Alembert).

AUGUSTE LAUGEL. . . . . . . Les États-Unis pendant la guerre (1861-1865). Souvenirs personnels. 1 vol.

DE ROCHAU. . . . . Histoire de la Restauration, traduite de l'allemand par M. Rosenwald. 1 vol.

EUG. VÉRON . . . . Histoire de la Prusse depuis la mort de Frédéric II jusqu'à la bataille de Sadowa, 1 vol.

K. HILLEBRAND. . . . . La Prusse contemporaine. 1 vol.

EUGÈNE DESPOIS . . . . Le Vandalisme révolutionnaire, 1 vol.

ÉLIAS REGNAULT . . . . Histoire du mouvement socialiste pendant la Révolution de 1848. 1 vol.

FORMAT IN-8

Volumes à 7 fr.

SIR G. CORNEWALL LEWIS. Histoire gouvernementale de l'Angleterre de 1770 jusqu'à 1830, traduite de l'anglais et précédée de la vie de l'auteur, par M. MERVOYER. 1 vol.

DE SYBEL. . . . . Histoire de la Révolution française. 3 vol. traduite de l'allemand (*sous presse*).

ÉDITIONS ÉTRANGÈRES.

AUGUSTE LAUGEL. . . . . . . The United States during the war. 1 beau vol. in-8 relié. 7 shill. 6 p.

H. TAINE. . . . . Italy (Naples et Rome). 1 beau vol. in-8 rel. 7 sh. 6 d.

Publications périodiques.

REVUE DES COURS

Reproduisant soit par la sténographie, soit au moyen d'analyses revisées par les professeurs, les principales leçons et conférences littéraires ou scientifiques faites à Paris, en province et à l'étranger.

Direction : MM. **Eug. YUNG** et **Em. ALGLAVE.**

LA REVUE DES COURS SE PUBLIE EN DEUX PARTIES SÉPARÉES

REVUE DES COURS LITTÉRAIRES
DE LA FRANCE ET DE L'ÉTRANGER

Collége de France, Sorbonne, Faculté de droit, École des chartes, École des beaux-arts, cours de la Bibliothèque impériale, Facultés des départements, Universités allemandes, anglaises, suisses, italiennes, Sociétés savantes, etc.

Soirées littéraires de Paris et de la province. — Conférences libres.

REVUE DES COURS SCIENTIFIQUES
DE LA FRANCE ET DE L'ÉTRANGER

Collége de France, Sorbonne, Faculté de médecine, Muséum d'histoire naturelle, École de pharmacie, Facultés des départements, Académie des sciences, Universités étrangères.

Soirées scientifiques de la Sorbonne. — Conférences libres.

Les deux revues paraissent le samedi de chaque semaine par livraisons de 32 à 40 colonnes in-4°.

Prix de chaque revue isolément :

	six mois.	un an.
Paris............................	8 fr.	15 fr.
Départements..................	10	18
Étranger........................	12	20

Prix des deux revues réunies :

	six mois.	un an.
Paris............................	15 fr.	26 fr.
Départements..................	18	30
Étranger........................	20	35

L'abonnement part du 1er décembre et du 1er juin de chaque année.

La publication de ces deux revues a commencé le 1er décembre 1863. Chaque année forme deux forts volumes in-4° de 800 à 900 pages.

Les quatre premières années (1864, 1865, 1866 et 1867) sont en vente, on peut se les procurer brochées ou reliées.

Revue des Cours littéraires.

(*Résumé de la table générale des quatre premières années*).

PHILOSOPHIE.

Sa définition et son objet, par M. Paul Janet, II. — Origine de la connaissance humaine, par M. Moleschott, II. — L'homme est-il la mesure de toutes choses? par M. Paul Janet, III. — De la personnalité humaine, par M. Caro, IV. — Distinction de l'âme et du corps, par M. Janet, I. — Le principe de la vie suivant Aristote, par M. Philibert, II. — Phénomène de la sensibilité; idée d'une géographie et d'une ethnographie psychologiques, par M. Ch. Lévêque, I. — Du bonheur et des plaisirs vrais, par le même, I. — L'âme des bêtes, par M. Brisebarre, I. — Le fatalisme et la liberté, par M. Lévêque, II. — L'âme humaine dans l'histoire, par M. Bohn, II. — Situation actuelle du spiritualisme, par M. Caro, II.

Philosophie de l'Inde, par M. Paul Janet, II. — Démocrite, par M. Lévêque, I. — Socrate et les sophistes; double origine de la sophistique, par M. Lorquet, I. — Du monothéisme juif, par M. Munck, II. — Le christianisme philosophique, par M. Havet, II. — Le procès de Galilée, par M. Trouessart, IV. — Les trois Galilée, par M. Philarète Chasles, IV. — Descartes, par M. Bolin, II. — Des controverses philosophiques au dix-septième siècle (10 leçons), par M. Paul Janet, IV. — Diderot, sa vie, ses idées, par Jules Barni, III. — Saint-Simon, ses idées morales et religieuses, par M. Ch. Lemonnier, I. — M. Cousin et sa philosophie, à propos de ses *Fragments et Souvenirs*, par M. Vera, II. — Victor Cousin, par M. Lévêque, IV. — Le mouvement philosophique en Sicile, par M. Em. Beaussire, IV. — Les spirites, par M. Tissandier, II.

THÉOLOGIE.

Vie de Jésus, par M. de Pressensé, I. — Du témoignage des martyrs en faveur de la divinité de Jésus-Christ, par M. l'abbé Peyreyve, I. — Les pères de l'école d'Alexandrie et la papauté primitive, par M. l'abbé Freppel, II. — L'Afrique à l'époque de Tertullien, par le même, I. — Le système de Herder, par M. l'abbé Dourif, II. — Le déisme, par le père Hyacinthe, II. — De la société domestique, par le même, IV. — De la société conjugale, par le même, IV. — Le foyer domestique, par le même, IV. — L'unité de l'esprit parmi les chrétiens, par M. Fontanès, IV. — Pourquoi la France n'est-elle pas protestante? par M. Ath. Coquerel fils, III. — Des progrès religieux hors du christianisme, par sir John Bowring, III.

LÉGISLATION.

Introduction générale à l'étude du droit, par M. Beudant, I. — Philosophie du droit civil, par M. Franck, II. — Principes et caractère de la révolution française, par M. Macé, IV. — Des principes de la société moderne, par M. Albicini, IV. — Cours de droit civil (première année), par M. Valette, I et II. — Du droit de punir, par M. Ortolan, II. — La législation criminelle en Angleterre, par M. Laboulaye, I et II. — Du droit administratif, par M. Batbie, I. — Du droit international, par M. Beltrano, I. — Principes philosophiques du droit public, par M. Franck, III. — De l'histoire de l'économie politique, son but, son objet, par M. H. Baudrillart, IV. — La poésie dans le droit, par M. Lederlin, III. — Du caractère français dans ses rapports avec le droit, par M. Thezard, IV. — La liberté dans l'ordre intellectuel et moral, par M. Beaussire, IV.

Les libertés municipales dans l'empire romain, par M. de Valroger, II. — Les origines celtiques du droit français, par le même, I. — Une académie politique sous le cardinal Fleury, par M. Paul Janet, II. — Publicistes du XVIIIe siècle : Locke, Montesquieu, Mme de Staël, par M. Franck, I. — De la constitution des États-Unis, par M. Laboulaye, I. — De l'administration française sous Louis XVI (50 leçons), par le même, II, III et IV.

MORALE.

De la morale publique, par M. J. Barni, II. — La raison d'État dans Aristote et Machiavel, par M. Ferri, II. — La morale de Spinosa, par M. Ch. Lemonnier, III. — Histoire du travail, par M. Frédéric Passy, III. — La paix et la guerre, par M. Franck, I. — La paix perpétuelle, par M. Ch. Lemonnier, IV. — La vraie et la fausse égalité, par M. Ad. Franck, IV. — De la civilisation, par M. Ch. Duveyrier, II. — Les lettres et la liberté, ouvrage de M. Despois, par M. Eugène Véron, III. — Le droit naturel et la famille, par M. Franck, II. — Caton et les dames romaines, par M. Aderer, IV. — La question des femmes au xve siècle, par M. Campaux, I. — Du progrès social par l'instruction des femmes, par M. Thévenin, I. — Les femmes et la mode, par Mme Sezzi, II. — L'amour platonique, par M. Waddington, I. — L'éducation littéraire des femmes au xviie siècle, par M. Deltour, II. — Les femmes dans Molière, par M. Aderer, II. — Le luxe, par M. Batbie, III. — Une visite dans un établissement d'aliénés en Angleterre, par M. Elias Regnault, II. — Du droit de tester dans ses rapports avec la société moderne, par M. Franck, III. — De l'hérédité, par M. Frédéric Passy, IV. — Les nègres affranchis des États-Unis, par MM. Laboulaye, Leigh, de Pressensé, Sunderland, Coquerel fils, Crémieux, Rosseeuw Saint-Hilaire, Th. Monod, II; Laboulaye, Franck, Albert de Broglie, Chamorozow, Augustin Cochin, Dhombres, III et IV. — Les pères et les enfants au xixe siècle, deux leçons de M. Legouvé, IV. — Les expositions de l'industrie, par M. Levasseur, IV. — L'exposition industrielle de 1867, par M. Audiganne, IV. — Le travail des enfants dans les manufactures, par M. Jules Simon, IV.

ENSEIGNEMENT.

L'enseignement officiel et l'enseignement populaire au moyen âge, par M. Paulin Pâris, II. — Des progrès de l'érudition moderne, par M. Hignard, II. — Des études classiques latines, par M. Tamagni, I. — L'étude de l'histoire, l'éducation oratoire, par M. Carlyle, III. — L'instruction moderne, par M. Stuart Mill, IV. — Les conférences sous Louis XIV, II. — Une brochure sur l'enseignement supérieur, par M. Eug. Yung, II. — De l'état actuel de l'Université, par M. Mézières, IV. — De l'enseignement supérieur français, par M. Eugène Véron, II. — Les universités anglaises, par M. Challemel-Lacour, II. — Les professeurs des universités allemandes, par M. Elias Regnault, II. — L'enseignement supérieur français et l'enseignement supérieur allemand, par M. Heinrich, III. — L'université d'Iéna, par M. Louis Koch, III. — L'université de Berlin dans l'été de 1866, par M. H. Gaidoz, III. — Revue des cours de la Faculté de théologie de Paris, par M. l'abbé Bazin, I. — Histoire de l'enseignement de la procédure, par M. Paringault, III. — L'enseignement de l'Ecole des chartes, par M. Emile Alglave, II. — Les conférences de la rue de la Paix, par M. Eugène Véron, II. — Vie et travaux de M. V. Le Clerc, par M. Guigniaut, III. — Le cours de M. Werder à Berlin sur l'*Hamlet* de Shakespeare, par M. H. Gaidoz, III. — Un cours de littérature française publié en Suède, par M. Félix Franck, III. — Le cours de M. Jules Barni, à Genève, par M. Eug. Despois, III. — Une conférence de M. Deschanel, par M. Constant Portelette, III. — La conférence de MM. Méry et Frédéric Thomas, par M. Eug. Yung, III. — Les bibliothèques populaires, par M. Jules Simon, II et III; par M. Ed. Charton, par M. Laboulaye, III. — De l'éducation qu'on se donne soi-même, par M. Laboulaye, III. — Du choix des lectures populaires, par M. Saint-Marc Girardin, III. — L'instruction populaire, par MM. de Pressensé, Royer-Collard et Rosseeuw Saint-Hilaire, IV. — L'instruction primaire en 1867, par M. Guizot, IV. — Discours d'ouverture de l'Athénée, par M. Eug. Yung, III.

PHILOLOGIE COMPARÉE.

Considérations générales, par M. Hase, I. — La science du langage considérée comme science physique; différence entre le développement du langage et son histoire; période empirique de la science du langage; les éléments constitutifs du langage, par M. Max Muller, I. — De la forme et de la fonction des mots, par M. Michel Bréal, IV. — Morphologie des langues, par M. Schleicher, II. — De la méthode comparative appliquée à l'étude des langues, par M. Michel Bréal, II. — Grammaire comparée de M. Egger, par M. Tournier, III. — Grammaire de Bopp, par le même, III. — De la science du langage, par M. Max Muller, III.

Les éléments fédératifs des Aryas européens, par M. Duchinski, I. — Histoire du déchiffrement des inscriptions cunéiformes; alphabet cunéiforme arien, par M. Oppert, I. — L'article, par M. Hase, I. — Du grec ancien et du grec moderne; de la prononciation du grec ancien et du grec moderne, par M. Egger, II. — Le grec moderne, son histoire, son état actuel, par M. Brunet de Presle, III.

ARCHÉOLOGIE.

De l'emploi du bronze et de la pierre dans la haute antiquité, par M. Lubbock (avec 94 figures), III et IV. — Triangulation de Jérusalem, par sir H. James, III. — Origine de Rome, le Latium, l'art romain sous les rois, explication du mythe de Janus, l'art romain sous la république, topographie de Rome, par M. Beulé, I. — Des fouilles et découvertes archéologiques faites à Rome depuis dix ans (11 leçons), par le même, III et IV. — Les fouilles du Palatin, par M. Félix Franck, III. — Une nouvelle Alesia découverte en Savoie, par le même, III. — Nouvelle étude sur les camps romains, par M. Heuzey, III. — Antiquités du Mexique et de l'Amérique centrale, par M. l'abbé Brasseur de Bourbourg, I.

HISTOIRE.

La cité antique, par M. Fustel de Coulanges, II. — Du rôle de la Grèce dans l'histoire providentielle du monde, par M. Gladstone, III. — De l'état de la civilisation grecque à l'origine, entre Homère et Hésiode, aux VIe et Ve siècles avant J.-C., à Athènes, rôle civilisateur de la philosophie grecque, par M. Alfred Maury, I. — Némésis et la jalousie des Dieux, par M. Ed. Tournier, II. — Le judaïsme de la décadence, par M. E. de Pressensé, III. — Auguste, son siècle, sa famille, ses amis (6 leçons), par M. Beulé, IV. — Le testament politique d'Auguste, par M. Abel Desjardins, III. — L'impératrice Faustine, femme de Marc-Aurèle, par M. Renan, IV. — Le paganisme au temps de Plutarque, par M. Egger, II. — État moral des Romains, sous la république, sous l'empire, par M. Alfred Maury, I. — La société romaine du temps des premiers empereurs comparée à la société française de l'ancien régime, par le même, II. — Recherches de M. Halléguen sur l'Armorique bretonne, par M. Ed. Tournier, II. — Le monde romain et les barbares, par M. A. Geffroy, II. — Charlemagne économiste, par M. A. Desjardins, IV. — La théorie féodale, par M. Paulin Pâris, II. — De l'état social au moyen âge, d'après les archives des couvents, par M. Valet de Viriville, I. — Les Scandinaves en Palestine, par M. Riant, II. — Une année de la guerre de Cent ans, par M. Berlioux, II. — Du rôle de la guerre dans l'histoire de France, par M. Maze, III. — Relations de la France avec l'Italie au XVIe siècle, par M. Wallon, I et II. — La Réforme, par M. Bancel, I. — De l'histoire du protestantisme français, par M. Guizot, III. — Mazarin, par M. Wolowski, IV. — Vauban, par M. Baudrillart, IV. — L'organisation politique de l'Angleterre, par M. Fleury, II. — Frédéric le Grand et sa politique, par Ed. Sayous, II. — Catherine II et sa cour, par M. Schnitzler, II. — Voyage de Joseph II à la cour de Marie-Antoinette, par le même, III. — Wilberforce, par M. Bersier, II. — De la civilisation en France et en Angleterre depuis le dix-septième siècle jusqu'à nos jours (20 leçons), par M. Alfred Maury, III et IV. — Une page de la Révolution française, par M. Carlyle, II. — Siége de Granville par les Vendéens, par M. Quénault, II. — Du sentiment religieux dans la Révolution française, par M. de Pressensé, II. — La guillotine et la Révolution française, par M. Dubois (d'Amiens), III. — Les assignats, par M. Emile Levasseur, III. — Épisodes de la guerre des États-Unis (1861 à 1865), par M. Auguste Laugel, II.

GÉOGRAPHIE.

Géographie de la Gaule avant la conquête romaine et sous les deux premières races, par M. Bourquelot, I. — Histoire des découvertes géographiques au xixe siècle, par M. Himly, I. — Les États slaves et scandinaves, par le même, II. — L'Algérie et les colonies françaises, par M. Jules Duval, I.

LITTÉRATURE GRECQUE.

Coup d'œil sur l'histoire de la langue grecque, par M. Egger, IV. — Homère, par M. Spielhagen, III. — Les poëmes homériques, par M. Hignard, III. — La poésie épique, par M. Steinthal, III. — La parole et l'écriture chez les Grecs, par M. Curtius, II. — De la langue et de la nationalité grecques, Hésiode, les poëtes cycliques, origine de la prose, la science historique chez les Grecs, les prédécesseurs d'Hérodote, Hérode, Thucydide, Xénophon, Plutarque, par M. Egger, I et II. — Valeur historique des discours de Thucydide, par M. J. Denis, II. — Pausanias, par M. Bétant, II. — Le siècle de Périclès, par M. Egger, III. — Le drame et l'État chez les Athéniens, par M. Emile Burnouf, III. — La littérature grecque au temps d'Alexandre et de ses successeurs, par M. Egger, IV. — La littérature grecque et la littérature latine comparées, par M. Havet, III. — M. Hase et les savants grecs émigrés à Paris sous le premier Empire et sous la Restauration, par M. Brunet de Presle, II.

LITTÉRATURE LATINE.

Térence, par M. Talbot, III. — Lucrèce et Catulle, par M. Patin, II. — La poésie rustique, par M. Martha, III. — Cicéron et ses amis, par M. Eugène Despois, III. — Cicéron après le passage du Rubicon, par M. Berger, I. — Étude de la société romaine d'après les plaidoyers de Cicéron, tableau d'un gouvernement de province au temps de Verrès, histoire du procès de Verrès, par M. Havet, I. — L'éloquence au temps d'Auguste, par M. Berger, II. — Le procès de la littérature du siècle d'Auguste, par M. Beulé, IV. — Tacite, par M. Havet, I. — Juvénal et ses œuvres, le turbot de Domitien, par M. Martha, I. — Les moralistes sous l'empire romain, par le même, II. — Juvénal et son temps, par M. G. Boissier, III. — L'empire et l'état des esprits à l'époque d'Adrien, par M. Berger, III. — La jeunesse de Marc-Aurèle, par M. Gaston Boissier, I. — L'éducation de Marc-Aurèle, Fronton historien, par M. Berger, III. — La littérature latine de Tacite à Tertullien, par M. Havet, IV.

LITTÉRATURE FRANÇAISE.

Origines de la littérature française, par M. Gaston Pâris, IV. — Le génie de la Bretagne, par M. Félix Frank, III. — Les romans de la Table ronde, par M. Paulin Pâris, I. — La chanson de Roncevaux, par M. A. Viguier, II. — De la poésie provençale, par M. Paul Meyer, II. — La musique, la poésie et l'art dans la Provence moderne, par M. Philarète Chasles, I. — Rabelais, par M. Lenient, I. — Jeunesse de Montaigne; idées de Montaigne sur les lois de son temps, par M. Guillaume Guizot, III. — Histoire du théâtre en France, par M. Thévenin, I. — Vie et œuvres de Mézeray, par M. Patin, III. — Rotrou, par M. Saint-René Taillandier, I. — Bourdaloue, la politique chrétienne, par M. J. J. Weiss, III. — Molière, par M. Deschanel, IV. — Molière, par M. Marc Monnier, IV. — Lafontaine et ses fables, par M. Saint-Marc Girardin, I. — Lafontaine et ses critiques, par M. J. Claretie, I. — Les faux autographes de Mme de Maintenon, par M. Grimblot, IV. — Saint-Simon, par M. Deschanel, I. — Bourgeois et gentilshommes au xviie siècle, par M. Ch. Gidel, IV. — Du rôle des gens de lettres au xviiie siècle, par M. Paul Albert, II. — J. J. Rousseau et les encyclopédistes, par le même, III. — La statue de Voltaire, par M. Deschanel, IV. — De l'influence des salons sur la littérature du XVIIIe siècle, par M. de Loménie, I. — Fontenelle et les salons du XVIIIe siècle, par M. Hippeau, II. — Montesquieu, par M. Gandar, II. — La comédie après Molière, par M. Lenient, IV. — Les valets dans la comédie, par M. Gaucher, III. — La comédie et les mœurs au début du XVIIIe siècle, par M. Ch. Gidel, III. — Le décor au théâtre, par M. Talbot, IV. — Le théâtre de Favart, Piron et Gresset, par M. J. J. Weiss, II. — Lekain, Talma, mademoiselle Rachel, par M. Samson, III. — De la convention au théâtre, les pièces de M. Alexandre Dumas fils, le théâtre de M. Emile Augier, les pièces nouvelles, etc., conférences de M. Francisque Sarcey, IV. — Le théâtre de George Sand, par M. C. de Chancel, II. — Le théâtre de M. Emile Augier, par le même, III. — Comparaison entre Henri Heine et Alfred de Musset, par M. William Reymond, III. — Les ouvrages de M. de Barante, par M. Guizot, IV.

LITTÉRATURES ÉTRANGÈRES.

La poésie épique en Bohême, par M. Chodzko, II. — Dante et ses œuvres, par M. Mézières, II. — De l'apostolat de Dante, par M. Hilledebrand, II. — Dante poëte lyrique, la *Divine comédie*, par M. Bergmann, III. — Dante considéré comme citoyen, par M. Gebhart, III. — De la renaissance en Italie, par le même, III. — La correspondance du Tasse, par M. Reynald, IV. — Décadence et renaissance des lettres en Italie, par le même, IV. — Cervantès, par M. Emile Chasles, II. — Don Quichotte, par M. Raynald, II. — Hans Sachs, poëte allemand du XVIe siècle, par M. Léon Boré, III. — Influence du *Laocoon* de Lessing sur la littérature, par M. Gümlick, III. — La jeune Allemagne de 1775, par M. Hilledebrand, IV. — De l'histoire des lettres en Belgique, par M. Potvin, I. — Les autobiographes et les voyageurs anglais, par M. Philarète Chasles, I. — L'esprit humoriste, par M. Gebhart, IV. — Les romanciers et les journalistes anglais, par M. Mézières, I. — Les moralistes anglais au XVIIIe siècle, par M. Reynald, III. — Gulliver, par le même, III. — Tom Jones, par M. Hilledebrand, III. — Robinson Crusoé, par le même, III. — Saint-Evremond et Hortense de Mazarin à Londres, par M. Ch. Gidel, IV. — La féerie en Angleterre, par M. North-Peat, II. — Les romans de Ch. Dickens, par M. J. Gourdault, II. — Les orateurs parlementaires de l'Angleterre, par M. Edouard Hervé, III. — La langue et la poésie roumaines, par M. Philarète Chasles, III.

LANGUES ORIENTALES.

De l'histoire philologique et littéraire de la Turquie, par M. Barbier de Meynard, I. — Le bouddhisme tibétain, par M. Léon Feer, II. — L'essence de la sagesse transcendante, par le même, III.

BEAUX-ARTS.

L'œuvre d'art, par M. Taine, II. — État des esprits et des caractères en Italie au début du XVIe siècle; philosophie de l'art en Italie par le même, III. — L'idéal dans l'art, par le même, IV. — Des portraits historiques, par M. George Scharf, III. — De l'ornementation et du style, par M. Semper, II. — De l'architecture dans ses rapports avec l'histoire, par M. Viollet le Duc, IV. — Philosophie de la musique, par M. Ch. Beauquier, II.

L'art indien, égyptien, grec, romain, gréco-romain, par M. Viollet le Duc, I. — Le paysage en Grèce, par M. Heuzey, II. — De l'intérêt que les sujets tirés de l'histoire grecque offrent aux artistes, par le même, I. — Léonard de Vinci, par M. Taine, II. — Titien, par le même, IV. — Bernard de Palissy, par M. Audiat, II. — La peinture flamande ancienne et moderne, par M. Potvin,

II. — Watteau, par M. Léon Dumont, III. — Histoire de la musique au XVIIIe XIXe siècles, par M. Debriges, I. — Delacroix et ses œuvres, par M. Alexand Dumas, II.

VOYAGES.

Une visite à Patmos, par M. Petit de Julleville, IV. — Les sources du Nil, p M. Baker, III. — Le Nil, par le même, IV. — Les découvertes récentes da l'Afrique centrale, par M. Em. Levasseur, II. — Les populations du Nil Blan un voyage vers les sources du Nil, l'Abyssinie, par M. Guillaume Lejean, I — Le docteur Barth, Livingstone, par M. Jules Duval, IV. — L'Afrique l'esclavage, par M. Morin, II. — Madagascar, Souvenirs du Mexique, Souveni du Canada et des États-Unis, par M. Désiré Charnay, II. — Les vrais Robi sons, par M. Victor Chauvin, II. — La vallée de Cachemyr, par M. Guillaun Lejean, IV. — L'intendant Poivre dans l'extrême Orient, par M. Jules Duva IV. — De New-York à San-Francisco, par M. Simonin, IV. — Un projet c voyage au pôle nord, par M. Gustave Lambert, IV.

VARIÉTÉS.

Causerie historique et littéraire sur la gastronomie, par M. Conus, IV. — Histoi d'un brigand grec, par M. L. Terrier, IV.

Revue des Cours scientifiques.

(*Résumé de la table générale des quatre premières années*).

ASTRONOMIE.

État de l'astronomie moderne, constitution physique du soleil, par M. Le Ve rier, I. — Constitution physique du soleil, par M. Faye, II. — Les éclipses c soleil, par M. Laussedat, III. — Chaleur produite dans la lune par la radi tion solaire, par M. Harrisson, III. — Les nébuleuses, par M. Briot, II. — L comètes, par M. Briot, III. — Mouvements propres des étoiles et du sole par M. C. Wolf, III. — Les étoiles filantes en 1865-1866; leur origine co mique, par M. A. S. Herchell, III. — Les étoiles variables périodiques et no velles, par M. Faye, III. — Une étoile variable, par M. Hind, III. — L'éth remplissant l'espace, par M. Balfour Stewart, III. — Clairault et la mesure c la terre, par M. Bertrand, III. — Ralentissement du mouvement de rotati de la terre, par M. Delaunay, III. — La lune et la détermination des long tudes par M. Delaunay, IV. — Le télescope, par M. Pritchard, IV. — La pl ralité des mondes, par M. Babinet, IV. — Les étoiles filantes, par M. A. Nev ton, IV.

PHYSIQUE ET MÉTÉOROLOGIE.

Divers états de la matière, par M. Jamin, I. — Conversion des liquides en v peur, par M. Boutan, II. — Les dissociations, les densités de vapeur, p M. H. Sainte-Claire Deville, II. — Le feu, par M. Troost, II. — Histoire d machines à vapeur, par M. Haton de la Goupillère, III. — Mélange des ga atmolyse, par M. Becquerel, III. — L'air et son rôle dans la nature, par M. Riche, II. — L'air au point de vue de la physique du globe et de l'hygièn par M. Barral, I. — L'atmosphère et les climats, cours par M. Gavarret, III. - Électricité atmosphérique, par M. Palmieri, II. — La foudre, par M. Jami III. — Les aérostats, par M. Barral, I. — Rôle de l'eau dans la nature; ea de Paris, par M. A. Riche, III. — La glace, par M. Bertin, III. — La glace les glaciers, par M. Helmholtz et M. Tyndall, III. — Les courants marin par M. Burat, I. — L'aimant, par M. Jamin, II. — Déviation de la boussole dans les vaisseaux de fer, par M. Archibad Smith, III. — Le son, par M. A. Cazin, III. — Les sons musicaux, par M. Lissajous, II. — Nature de la chaleur comparée à la lumière et au son, par M. Clausius, III. — La radiation solaire, par M. Lissajous, III. — La chaleur rayonnante, par M. Tyndall, III. — Théorie dynamique de la chaleur; applications à la physique, à la chimie, à l'astronomie et à la physiologie, par M. C. Mateucci, III. — Effets mécaniques de la chaleur, par M. Cazin, II et IV. — Des images par réflection et par réfraction; des lentilles, cours par M. Gavarret, III. — Transformation des couleurs par l'éclairage artificiel, III. — Opalescence de l'atmosphère, intensité diverse des rayons chimiques, par M. Roscoe, III. — La photographie, par M. Fernet, II. — Intervention des forces physiques dans les phénomènes de la vie organique et inorganique, par M. Becquerel, II. — Physique appliquée aux arts, cours par M. Ed. Becquerel, I. — La physique biologique, par Gavarret, IV. — L'électricité et sa nature, par M. Bertin, IV. — Vibration des cordes, par M. Tyndall, IV. — La période glaciaire, par M. Babinet, IV. — L'électricité appliquée aux arts, par M. Fernet, IV. — La polarisation de la lumière, par M. Bertin, IV. — Composition de la lumière, coloration des corps, par M. Desaives, IV. — Causes physiologiques de l'harmonie musicale par M. Helmholtz, IV. — Les flammes sonores, par M. Tyndall, IV. — L'œil, par M. Mascart, IV. — Les glaciers et les phénomènes glaciaires, par M. Contejean, IV. — Les glaciers, par Agassiz, IV. — Les progrès récents de la mécanique, par M. Haton de la Goupillère, IV. — Les fusils se chargeant par la culasse, par M. Majendie. — La photochimie, par M. Jamin, IV.

GÉOLOGIE ET MINÉRALOGIE.

Histoire de la minéralogie, par M. Daubrée, II. — Histoire et progrès de la géologie, par M. Ed. Hébert, II. — Origine et avenir de la terre, par M. Contejean, III. — Formation de la croûte solide du globe, par Ed. Hébert, I. — Oscillations de l'écorce terrestre pendant les époques quaternaires et modernes, III. — Les périodes géologiques, par M. Wallace, III. — Géologie du bassin de Paris, par M. A. Gaudry, III. — Géologie de l'Auvergne, par M. Lecoq, II. — Volcans du centre de la France, par M. Lecoq, III. — Volcans de boue et gisements de pétrole en Crimée, par M. Anstod, III. — Les phénomènes chimiques des volcans; cause des éruptions, par M. Fouqué, III. — L'éruption d'une île volcanique, par M. Fouqué, III. — Paléontologie, cours sur la faune quaternaire, par M. d'Archiac, I. — Discours sur des questions récentes en géologie, par M. Ch. Lyell, I. — La caverne de Kent, par M. Pengelly, III. — Les tumuli et les habitations lacustres, par M. Virchow, IV. — La houille et les houilleurs, par M. Simonin, IV. — Les pierres qui tombent du ciel, par M. S. Meunier, IV. — Les placers de la Californie, par M. Simonin, IV.

CHIMIE.

Utilité d'un laboratoire public de chimie, par M. Fremy, I. — Scheele; un laboratoire de chimie au XVIIIe siècle, par M. Troost, III. — Propriétés générales des corps, par M. Balard, I. — Leçons sur les généralités de la chimie, par M. S. de Luca, I. — La combustion, par M. Würtz, I. — Les métalloïdes, cours par M. Riche, II. — L'air par M. Riche, II, et par M. Peligot, III. — L'eau, par M. Wurtz, II. — Les actions catalytiques, par M. Schœnbein, III. — Action de l'oxygène sur le sang, par M. Schœnbein, II. — Le soufre, par M. Payen, III. — L'éclairage au gaz, par M. Payen II. — Les dissolutions, par M. Balard, I. — Les dissolutions sursaturées, par M. Ch. Violette, II, et par M. J. Jeannel, III. — La dialyse, par M. Balard, I. — Dissociation et densités de vapeur, par M. H. Sainte-Claire Deville, II. — Spectres chimiques, par M. S. de Luca, I. — Lois de constitution des sels, par M. H. Sainte-Cla Deville, I. — Méthodes générales de réduction des métaux, par M. H. Sain Claire Deville, I. — L'aluminium, par M. H. Sainte-Claire Deville, II. — R de la chaleur dans la formation des combinaisons organiques, II. — Histo des alcools et des éthers, II. — Les éthers cyaniques, par M. Cloez, III. Chimie organique, par M. Wurtz, II. — La série aromatique par M. Bourgo III. — Des fermentations ou du rôle de quelques êtres microscopiques dans nature, par M. Pasteur, II. — Existence dans les tissus des animaux d'une s stance fluorescente analogue à la quinine, III. — Chimie agricole, cours M. Boussingault, I et III. — Chimie appliquée aux arts, cours par M. Peligot — La teinture par M. de Luynes, III. — Chimie appliquée à l'industrie, co par M. Payen, I. — La poudre à canon; nouvelles substances pour la re placer, par M. Abel, III. — Charbon et diamant par M. Riche, IV. — Des r thodes générales en durée organique, par M. Berthelot, IV. — Les soluti salines sursaturées, par M. Gernez, IV. — L'affinité, phénomènes mécaniq de la combinaison, par M. H. Sainte-Claire Deville, IV. — La chimie d'aut fois et celle d'aujourd'hui, par M. H. Kopp. — La diffusion des gaz, M. Odling, IV.

BOTANIQUE. — AGRICULTURE.

Organographie végétale, par M. Chatin, I et II. — Développement des végéta les racines, par M. Baillon, I. — De la végétation, par M. Boussingault, I. La végétation du printemps, par M. Lecoq, II. — L'individualité dans la ture, au point de vue du règne végétal, par M. Nægeli, II. — Rapports de botanique et de l'horticulture, par M. Alphonse de Candolle, III. — Géolo et chimie agricole, par M. Boussingault, I et III. — Physique végétale, M. Georges Ville, II et III. — Importance des travaux agricoles en Fran par M. Hervé-Mangon, I. — Situation actuelle de l'agriculture en France, M. Barral, III. — La crise agricole, par M. Georges Ville, III. — Le blé d ses rapports avec la mortalité, le nombre des naissances et des mariages; famines, par M. Bouchardat, III. — La végétation à l'époque houillère, M. Bureau, IV.

ZOOLOGIE. — ANTHROPOLOGIE.

L'homme et sa place dans la création, par M. Gratiolet, I. — L'homme et singes, par M. Filippi, I. — Unité de l'espèce humaine, par M. Hollard, II. Unité de l'espèce humaine; propagation par migrations, cours par M. de Q trefages, II. — Caractères généraux des races blanches par M. de Quat fages, I. — Histoire naturelle de l'homme, cours par M. G. Flourens, I. L'homme fossile, les habitations lacustres et l'industrie primitive, par M. Joly, II. — La physionomie et la théorie des mouvements d'expressions, M. Gratiolet, II. — Les reptiles, par M. Duméril, I. — Histoire de la scien des animaux articulés; espèces utiles et nuisibles, par M. E. Blanchard, I. Histoire des progrès de l'entomologie, par M. E. Blanchard, III. — Les insect cours par M. Gratiolet, I. — Métamorphoses des insectes, par M. J. Lubbo III. — Les fourmis, par M. Ch. Lespès, III. — Production de la soie et quelques autres matières textiles fournies par les animaux, par M. E. Bla chard, II. — Ravages produits dans les cultures du nord de la France par noctuelle des moissons, par M. Blanchard, II. — Dangers des déductions *priori* en zoologie, III. — Les échinodermes, cours par M. Lacaze-Duthie III. — Génération chez les alcyonnaires, par M. Lacaze-Duthiers, II. — Org nisation des zoophytes; le corail, cours par M. Lacaze-Duthiers, II. — L générations spontanées, par M. Milne Edwards, I; — par M. Coste, I; — p M. Pasteur, I; — par M. Pouchet, I; — par M. N. Joly, II; — Le rappor l'Académie sur les générations spontanées, II. — Distribution géographiq des mammifères, par M. P. Bert, IV. — Des métamorphoses des mœurs et des instincts des insectes, cours par M. Blanchard, IV. — De l'origine des êtres organisés et de leur division en espèces, IV. — La prétendue dégénérescence de la population française, par M. Broca, IV. — Les madrépores par M. Vaillant, IV. — Les métamorphoses dans le règne animal, par M. Bert, IV. — Formation des races humaines mixtes, par M. de Quatrefages, IV.

EMBRYOGÉNIE ET ANATOMIE.

Embryogénie comparée, cours par M. Coste, II et III. — Du microscope et des autres moyens d'étude employés en anatomie générale ; caractères organiques des tissus ; ce qu'on doit entendre par organisation dans l'état actuel de la science, par M. Ch. Robin, I. — Histologie, programme du cours de M. Ch. Robin, I et II. — Origine et mode de formation des monstres omphalosites, par M. Dareste, II. — Rapports anatomiques du système nerveux grand sympathique avec les vaisseaux capillaires, par M. Georges Pouchet, III.

PHYSIOLOGIE. — MÉDECINE.

De la méthode en physiologie ; l'unité de la vie, par M. Moleschott, I. — Conception mécanique de la vie ; atome et individu, par M. R. Virchow, III. — L'irritabilité, l'élément contractile et l'élément nerveux, cours de physiologie générale en 1864, par M. Claude Bernard, I et II. — Les liquides de l'organisme, le sang, les sécrétions internes et externes, les excrétions, cours de physiologie générale en 1865, par M. Claude Bernard, II et III. — La vie du sang, par M. R. Virchow, III. — Le mouvement dans les fonctions de la vie, cours par M. Marey, III. — Physiologie du cœur et ses rapports avec le cerveau, par M. Claude Bernard, II. — Le système nerveux, par M. P. Bert, III. — Propriétés et fonctions du système nerveux chez les animaux supérieurs et dans la série animale, cours par M. Vulpian, I et II. — La théorie dynamique de la chaleur dans les sciences biologiques, par M. Onimus, III. — Limites de la nature humaine, par M. Moleschott, I. — Vie et lumière, par M. Moleschott, II. — Du point de vue biologique dans l'étude des êtres vivants ; les poissons électriques, par M. A. Moreau, III. — Physiologie comparée de la digestion, cours par M. Vulpian, III et IV. — De l'alimentation et des anémies, cours par M. G. Sée, III. — Le curare considéré comme moyen d'investigation biologique, cours de médecine expérimentale, par M. Claude Bernard, II. — La physiologie base de la médecine, par M. Moleschott, III. — Erreurs vulgaires au sujet de la médecine, par M. J. Jeannel, III. — Hygiène, par M. Bouchardat, I. — Hygiène et physiologie, par M. Henri Favre, I. — De la thérapeutique, par M. Trousseau, II. — Maladies mentales, par M. Lasègue, II. — Application du courant constant au traitement des névroses, cours par M. Remak, II. — Anatomie pathologique, par M. A. Laboulbène, III. — Nature et physiologie des tumeurs, par M. R. Virchow, III. — Pathologie générale par M. Chauffard, I ; — par M. Axenfeld, II. — Matérialisme et spiritualisme en médecine, par M. Hiffelsheim, II. — La maladie dans le plan de la création, par M. B. Cotting, III. — Vitesse de la transmission de la volonté et de la sensation à travers les nerfs, par M. Dubois-Reymond, IV. — Sources chimiques du pouvoir musculaire, par M. Frankland, IV. — Études expérimentales sur la régénération des os, par M. Billroth, IV. — Une ambassade physiologique, par M. Moleschott, IV. — Productions du mouvement chez les animaux, par M. Marey, IV. — Du mouvement dans les fonctions de la vie, cours par M. Marey, IV. — Applications de l'électricité à la thérapeutique, par M. Becquerel, IV. — Sur la génération des éléments anatomiques, par M. Ch. Robin, IV.

HISTOIRE ET PHILOSOPHIE DES SCIENCES.

De la continuité dans la nature, par M. Grove, III. — De la méthode expérimentale, par M. Matteucci, II. — Revue orale du progrès, par M. Moigno, I. — Revue orale des sciences, par M. Babinet, II. — Passé et avenir des sciences, par M. Barral, II. — Conquête de la nature par les sciences, par M. Dumas, III. — Importance sociale du progrès des sciences, par M. Huxley, III. — Développement national des sciences, par M. R. Virchow, III. — Utilité des sciences spéculatives, par M. A. Riche, III. — Histoire de la médecine, par M. Daremberg, II. — La médecine dans l'antiquité et au moyen âge, par M. Daremberg, III et IV. — Barthez et le vitalisme ; histoire des doctrines médicales, par M. Bouchut, I. — Les chirurgiens érudits ; Antoine Louis, par M. Verneuil, II. — Guy de Chauliac, par M. Follin, II. — Harvey, par M. Béclard, II. — L'école de Halle ; Frédéric Hoffman et Stahl, par M. Lasègue, II. — Éloge de du Trochet, par M. Coste, III. — Éloge de P. Gratiolet, par M. P. Bert, III. — Vie et travaux de Lamarck, De Blainville et Valenciennes, par M. Lacaze-Duthiers, III. — Newton, sa vie et ses travaux, par M. Bertrand, II. — Clairault et la mesure de la terre, par M. Bertrand, III. — Franklin, par M. Henri Favre, I. — Le génie scientifique de la révolution, par M. Henri Favre, I. — Histoire des chemins de fer, par M. Perdonnet, I. — Développement des idées dans les sciences naturelles, par M. de Liebig, IV. — Les travaux du canal de Suez, par M. Borel, IV. — Les universités italiennes, par M. Matteucci, IV. — Le chemin de fer du Pacifique, par M. Heine, IV. — L'Académie des sciences de 1789 à 1793, par M. Bertrand, IV.

LE DISCIPLE DE JÉSUS-CHRIST

REVUE DU CHRISTIANISME LIBÉRAL

Publié sous la direction de J. MARTIN-PASCHOUD (27e année, 1867).

Paraît le 1er et le 15 de chaque mois.

Les abonnements partent du 1er janvier ou du 1er juillet.

	Six mois.	Un an.
Paris et départements.	6 fr.	10 fr.
Étranger.	7	12

REVUE DES SOCIÉTÉS SAVANTES

Publiée sous les auspices du Ministre de l'instruction publique.

Sciences mathématiques, physiques et naturelles.

(2e série).

L'abonnement part du 1er janvier. — Prix annuel. . . . . 9 fr.

ANNALES DE LA SOCIÉTÉ D'HYDROLOGIE MÉDICALE

Paraissant pendant le cours de la session de la Société, de novembre à mai. Les numéros d'une année forment un volume d'environ 40 feuilles.

Prix, à Paris, 6 francs ; départements, 7 francs ; étranger, 8 francs.

La collection complète est composée de 13 volumes (1854-1867).

Dictionnaire annuel des progrès des sciences et institutions médicales, par M. GARNIER, suite et complément de tous les dictionnaires, précédé d'une introduction par M. le docteur AMÉDÉE LATOUR, 1 vol. in-18 de 700 pages.

Prix de l'année 1864. 5 fr.

Prix de l'année 1865. 6 fr.

Prix de l'année 1866. 6 fr.

La science et les savants en 1864, par M. VICTOR MEUNIER, 1 vol. in-18. Prix. 3 fr. 50

La science et les savants en 1865 (premier semestre), par M. VICTOR MEUNIER, 1 vol. in-18. 3 fr. 50

La science et les savants en 1865 (second semestre), par M. VICTOR MEUNIER, 1 vol. in-18. 3 fr. 50

La science et les savants en 1866, par M. VICTOR MEUNIER, 1 vol. in-18. Prix. 3 fr. 50

Cet ouvrage paraît tous les ans, et quelquefois même tous les six mois, lorsque l'abondance des matières l'exige ; il contient l'analyse des travaux les plus importants mis au jour pendant cette période.

Annuaire de thérapeutique, de matière médicale, de pharmacie et de toxicologie, par M. le professeur BOUCHARDAT, 1 vol. in-32. 1 fr. 25

Cet ouvrage paraît depuis l'année 1841. La collection complète, jusqu'en 1867, forme 30 volumes dont 3 de supplément.

PRINCIPAUX OUVRAGES

D'HISTOIRE ET DE PHILOSOPHIE

QUI NE SONT PAS COMPRIS DANS LES COLLECTIONS DES DEUX PAGES PRÉCÉDENTES.

L'art et la vie. 1867, 2 vol. in-8. 7 fr.

BARNI (Jules). Voy. KANT.

BEAUSSIRE. **La liberté dans l'ordre intellectuel et moral,** étude de droit naturel. 1866, 1 fort vol. in-8. 7 fr.

BOURDET (Eug.). **Principes d'éducation positive.** 1863, 1 vol. in-18 de 35[illegible] pages. 3 fr. 5[illegible]

BOURDET (Eug.). **De la morale dans la philosophie positive** et de l'autonomie de l'homme. 1865, 1 vol., grand in-18 de 260 pages. 3 fr.

BRIERRE DE BOISMONT. **Des hallucinations, ou Histoire raisonnée des apparitions,** des visions, des songes, de l'extase, du magnétisme et du somnambulisme. 1862, 3e édition très-augmentée. 7 fr.

BRIERRE DE BOISMONT. **Du Suicide et de la folie suicide.** 1865, 2e édition 1 vol. in-8. 7 fr.

COQUEREL FILS (Athanase). **Libres études** (religion, philosophie, histoire, beaux arts et voyages). 1868, 1 vol. in-8. 7 fr.

COQUEREL FILS (Athanase). **Pourquoi la France n'est-elle pas protestante** Discours prononcé à Neuilly le 1er novembre 1866. In-8. 1 fr.

COQUEREL FILS (Athanase). **La charité sans peur,** sermon en faveur des victimes des inondations, prêché à Paris le 18 novembre 1866. In-8. 75 cent.

Sir G. CORNEWALL LEWIS. **Histoire gouvernementale de l'Angleterre.** Voy. page 3, *Bibliothèque d'histoire contemporaine*.

Sir G. CORNEWALL LEWIS. **Quelle est la meilleure forme de gouvernement?** Ouvrage traduit de l'anglais; précédé d'une Étude sur la vie et les travaux de l'auteur, par M. Mervoyer, docteur ès lettres. 1867, 1 vol. in-8. 3 fr. 5[illegible]

DURAND (de Gros). **Essais de physiologie philosophique,** suivis d'une Étude sur la théorie de la méthode en général. 1866, 1 vol. in-8 de 620 pages. 8 fr.

ÉLIPHAS LÉVI. **Dogme et rituel de la haute magie.** 1861. 2e édit., 2 vol. in-8, avec 24 figures. 18 fr.

FERRON (de). **Théorie du progrès** (Histoire de l'idée du progrès. — Vico. — Herder. — Turgot. — Condorcet. — Saint-Simon. — Réfutation du césarisme) 1867, 2 vol. in-18. 7 fr.

HEGEL. Voy. VÉRA.

GATIEN-ARNOULT. **Le bien, les devoirs et les droits,** cours de déontologie fait à la Faculté des lettres de Toulouse. 1re partie, 1867, in-8. 2 fr.

GATIEN-ARNOULT. **Victor Cousin.** L'école éclectique et de l'avenir de la philosophie française. 1867, in-8. 1 fr. 5[illegible]

GRIMBLOT. **Les faux autographes de madame de Maintenon.** 1867, in-8. 0 fr. 75

HUMBOLDT (G. de). **Essai sur les limites de l'action de l'État,** traduit de l'allemand, et précédé d'une Étude sur la vie et les travaux de l'auteur, par M. Chrétien, docteur en droit. 1867, in-18. 3 fr. 50

KANT. **Éléments métaphysiques de la doctrine du droit,** suivis d'un essai philosophique sur la paix perpétuelle, traduit de l'allemand par M. Jules BARNI. 1854, 1 vol. in-8. 8 fr.

KANT. **Éléments métaphysiques de la doctrine de la vertu,** suivis d'un traité de pédagogie, etc.; traduit de l'allemand par M. Jules BARNI, avec une introduction analytique. 1855, 1 vol. in-8. 8 fr.

LANGLOIS. **L'Homme et la Révolution.** Huit études dédiées à P. J. Proudhon. 1867, 2 vol. in-18. 7 fr.

LITTRÉ. **Auguste Comte et Stuart Mill,** suivi de *Stuart Mill et la philosophie positive,* par M. G. WYROUBOFF. 1867, in-8 de 86 pages. 2 fr.

LUBBOCK. **L'homme avant l'histoire,** étudié d'après les monuments et les costumes retrouvés dans les différents pays de l'Europe, suivi d'une description comparée des mœurs des sauvages modernes; traduit de l'anglais par E. Ed. BARBIER, avec 156 figures intercalées dans le texte. 1867, 1 beau vol. in-8. Prix broché. 15 fr.

Relié en demi-maroquin avec nerfs, plats et tranches peigne. 18 fr.

MIRON. **De la séparation du spirituel et du temporel.** 1866, in-8. 3 fr. 50

MERVOYER. **Étude sur l'association des idées.** 1864, 1 vol. in-8. 6 fr.

POUGNET. **Hiérarchie et Décentralisation.** 1866, 1 vol. gr. in-8 de 160 pages. Prix. 3 fr.

PRESSENSÉ (E. de). **Jésus-Christ, son temps, sa vie, son œuvre.** 1866, 3e édition, 1 vol. in-8. 7 fr. 50

Édition in-18. 2 fr.

SIÈREBOIS. **Autopsie de l'âme,** sa nature, ses modes, sa personnalité, sa durée. 1866, 1 vol. in-18. 2 fr. 50

SIÈREBOIS. **La morale** fouillée dans ses fondements. Essai d'anthropodicée. 1867, 1 vol. in-8. 6 fr.

THULIÉ. **La folie et la loi.** 1867, 2e édition, 1 vol. in-8. 3 fr. 50

VÉRA. **Introduction à la philosophie de Hégel.** 1 vol. in-8, 1864, 2e édition. 6 fr. 50

VÉRA. **Logique de Hégel,** traduite pour la première fois et accompagnée d'une introduction et d'un commentaire perpétuel, 2 vol. in-8. 12 fr.

VÉRA. **Philosophie de la nature de Hégel,** traduite pour la première fois et accompagnée d'une introduction et d'un commentaire perpétuel, 3 vol. in-8. 25 fr.

Les tomes II et III se vendent séparément, chacun. 8 fr. 50

VÉRA. **Philosophie de l'esprit de Hégel,** traduite pour la première fois et accompagnée de deux introductions et d'un commentaire perpétuel. 1877, tome Ier, 1 vol. in-8. 9 fr.

VÉRA. **L'hégélianisme et la philosophie,** 1 vol. in-12, 1861. 3 fr. 50

VÉRA. **Mélanges philosophiques.** 1 vol. in-8, 1862. 5 fr.

VÉRA. **Problème de la certitude,** 1 vol. in-8, 1845. 3 fr. 50

ZIMMERMANN. **De la solitude,** des causes qui en font naître le goût, de ses inconvénients, de ses avantages et de son influence sur les passions, l'imagination, l'esprit et le cœur; traduit de l'allemand par M. Jourdan. Nouvelle édition. 1840, in-8. 3 fr. 50

LES MÉTAMORPHOSES

LES MŒURS ET LES INSTINCTS

DES INSECTES

PAR

M. Émile BLANCHARD

Membre de l'Institut, professeur au Muséum d'histoire naturelle.

UN SPLENDIDE VOLUME GR. IN-8°
AVEC DE NOMBREUSES FIGURES INTERCALÉES DANS LE TEXTE
ET 40 PAYSAGES D'HISTOIRE NATURELLE DESSINÉS D'APRÈS NATURE ET TIRÉS A PART.

Prix : broché. . . . . **30 fr.**
relié en demi-maroquin . . **35** »

Les insectes abondent sur presque toute la surface du globe. Dans les forêts, dans les champs, au milieu des marécages, les insectes courent, voltigent, bourdonnent. Dans les eaux tranquilles ils fourmillent et se combattent sans relâche. C'est le mouvement, l'activité, la destruction, la vie sous les aspects les plus divers.

Sur les terres glacées, sur les glaces elles-mêmes, là où toute existence nous semble impossible, s'agitent des myriades d'insectes. Leurs espèces ne sont pas nombreuses dans ces régions désolées, mais par une sorte de compensation, les individus de chaque espèce se montrent en immenses légions. Sous les tropiques, dans ces contrées où la création se manifeste avec une splendeur éblouissante, la scène est partout animée de la façon la plus saisissante par des multitudes d'insectes aux élytres plus éclatantes que les métaux, aux ailes diaprées de suaves nuances ou parées de couleurs étincelantes à faire pâlir les pierres précieuses.

Cette classe d'animaux, la plus nombreuse dans la nature, offre une étude pleine de nobles enseignements.

Personne n'était plus capable que M. Em. Blanchard, membre de l'Institut, dont la compétence a été consacrée par une multitude de travaux importants, d'écrire l'histoire des insectes, et cet ouvrage aura une place assurée dans la bibliothèque de tous les savants.

De plus, il a été rédigé de manière à être accessible aux gens du monde et à leur dévoiler les détails curieux, les habitudes étranges, les métamorphoses surprenantes de ce monde à part qui se renouvelle sans cesse autour de nous, qui a aussi une vie publique et privée, dans lequel on trouve des passions, des luttes, et dont le travail lent mais continu produit des résultats prodigieux.

LIVRES DE FONDS ET EN NOMBRE.

On peut se procurer tous les ouvrages qui se trouvent dans ce Catalogue par l'intermédiaire des libraires de France et de l'étranger.

—

On peut également les recevoir FRANCO, par la poste, sans augmentation des prix désignés, en joignant à la demande des TIMBRES-POSTE ou un MANDAT SUR PARIS.

ALARD. ***Du siége et de la nature des maladies***, ou Nouvelles considérations touchant la véritable action du système absorbant dans les phénomènes de l'économie animale. 1821, 2 vol. in-8. 7 fr.

ALAUX. ***La philosophie de M. Cousin.*** 1864, 1 vol. in-18 de la *Bibliothèque de philosophie contemporaine.* 2 fr. 50

ALIBERT. ***Traité des fièvres pernicieuses.*** 1 vol. in-8, 5e édit. 1820. 4 fr. 50

AMUSSAT. ***Recherches sur l'introduction accidentelle de l'air dans les veines.*** 1839, in-8. 5 fr.

AMUSSAT. ***Mémoire sur l'anatomie pathologique des tumeurs fibreuses de l'utérus*** et sur la possibilité d'extirper ces tumeurs, lorsqu'elles sont encore contenues dans les parois de cet organe. 1842, in-8. 3 fr.

AMUSSAT. ***Mémoire sur la rétroversion de la matrice dans l'état de grossesse.*** 1843, in-8. 3 fr.

AMUSSAT. ***Quelques réflexions sur la curabilité du cancer.*** 1854, in-8. 1 fr.

AMUSSAT. ***Mémoire sur la possibilité d'établir un anus artificiel dans la région lombaire***, sans pénétrer dans le péritoine. 1839, 1 vol. in-8. 5 fr.

— Deuxième mémoire, 1841, in-8. 3 fr.

— Troisième mémoire, 1843, in-8. 3 fr.

AMUSSAT. ***Observation sur une opération d'anus artificiel.*** 1835, in-8. 1 fr.

AMUSSAT. ***Recherches expérimentales sur les blessures des artères et des veines.*** 1843, in-8. 1 fr.

AMUSSAT (Alph.). ***De l'emploi de l'eau en chirurgie.*** 1850, in-4. 2 fr.

AMUSSAT (Alph.). ***De la cautérisation circulaire de la base des tumeurs hémorrhoïdales internes.*** 1854, in-8. 1 fr. 50

ANDRAL. ***Cours de pathologie interne***, professé à la Faculté de médecine de Paris; recueilli et publié par M. le docteur Amédée Latour, 2e édition refondue. 1848, 3 vol. in-8 de 2076 pages. 18 fr.

ANDRY (Félix). ***Manuel pratique de percussion et d'auscultation.*** 1845, 1 vol. gr. in-18 de 536 pages. 3 fr. 50

ANDRY (Félix). ***Recherches sur le cœur et sur le foie*** considérées au point de vue littéraire, médico-historique, symbolique, etc. 1858, 1 vol. in-8. 4 fr.

ANGLADA. ***Traité des eaux minérales*** et des établissements thermaux des Pyrénées-Orientales. 1833, 2 vol. in-8. 6 fr.

ANGER (Benjamin). ***Traité iconographique des maladies chirurgicales***, précédé d'une introduction par M. le professeur Velpeau. 1866, in-4.

Si les excellentes descriptions contenues dans les ouvrages remarquables qui sont entre les mains pouvaient suffire pour arriver à la connaissance exacte de la chirurgie; si cette science importante n'était pas pleine de dangers dans la pratique, quelles que soient les études auxquelles se soient livrés les élèves, nous n'aurions pas entrepris cet ouvrage qui, par son importance et son exécution, dépassera tout ce qui a été fait jusqu'à ce jour.

Cette œuvre a pour but d'ajouter aux travaux des Boyer, des Astley Cooper, des Bérard et

Denonvilliers, des Velpeau, des Nélaton, la représentation exacte et pour ainsi dire photographiée des altérations chirurgicales traitées si savamment par ces illustres auteurs. Nous voulons offrir le secours des sens au travail de l'esprit.

Au point de vue de l'exécution scientifique, nous avons figuré autant que possible les cas types de chaque affection, et sans prendre en considération les figures déjà exécutées dans les autres ouvrages, nous avons tout dessiné d'après nature. L'auteur, depuis longtemps déjà prosecteur des hôpitaux, a pu facilement se procurer d'innombrables pièces pathologiques, parmi lesquelles il n'y avait qu'à choisir. Dans un ouvrage dont le but est essentiellement pratique, les procédés opératoires et les appareils de toute sorte devaient occuper une très-grande place : ils ont été traités avec un soin tout particulier.

Au point de vue de l'exécution matérielle, les trois dessinateurs qui ont bien voulu se consacrer à ce travail, MM. Bion, Léveillé et Beau, sont assez connus du public médical pour qu'il soit inutile de faire ressortir les qualités d'exactitude et de bonne exécution qu'offrent leurs noms. Les figures, une fois dessinées, sont portées sur acier, sur cuivre ou sur pierre, selon le genre du dessin, de manière à profiter de tous les avantages de ces divers procédés ; de plus, un grand nombre de figures sont intercalées dans le texte.

Nous avons jugé que pour donner une idée exacte des altérations pathologiques, il était nécessaire de donner les couleurs en même temps que les formes ; aussi toutes les figures sont coloriées.

(*Extrait de la préface de l'éditeur.*)

Mode de publication.

Chaque livraison est composée de huit planches et du texte correspondant. Prix : 12 francs.
Tous les exemplaires sont coloriés.

La première partie (Luxations et Fractures) est terminée ; elle est composée de 12 livraisons (100 planches contenant 254 figures et 127 bois) et coûte reliée. 150 francs.

ANNALES DE LA SOCIÉTÉ D'HYDROLOGIE MÉDICALE DE PARIS. ***Comptes rendus des séances,*** 1854 à 1867, 13 vol. in-8. 91 fr.

ARCHAMBAULT. ***Réflexions sur la trachéotomie*** et la période extrême du croup et la dysphagie qui, dans certains cas, lui est consécutive. 1854, in-8. 1 fr. 25

ARCHIAC (D'). ***Leçons sur la faune quaternaire*** professées au Muséum d'histoire naturelle, 1865, 1 vol. in-8. 3 fr. 50

ARRÉAT. ***Éléments de philosophie médicale,*** ou Théorie fondamentale de la science des faits médico-biologiques. 1858, 1 vol. in-8. 7 fr. 50

ARRÉAT. ***De l'homœopathie.*** Simples réflexions propres à servir de réponse aux objections contre cette méthode de guérison. 1859, in-8. 1 fr. 50

L'art et la vie. 1867, 1re partie : *L'Art.* 1 vol., in-8, de 254 pages. 3 fr. 50
2e partie : *La Vie.* 1 vol. in-8 de 314 pages. 3 fr. 50

ARTIGUES. ***Amélie-les-Bains, son climat et ses thermes,*** comprenant un aperçu historique sur l'ancienneté des thermes, sur l'état actuel de la station et les améliorations qu'elle comporte, la topographie, l'analyse des eaux sulfureuses, et leur mode d'action dans les maladies. 1864, 1 vol. in-8 de 267 pages. 3 fr. 50

ARTIGUES. ***L'armée, son hygiène morale, son recrutement.*** 1867, 1 vol. in-8 de 400 pages. 6 fr.

AUBER (Édouard). ***Traité de la science médicale*** (histoire et dogmes), comprenant : 1° un précis de méthodologie et de médecine préparatoire ; 2° un résumé de l'histoire de la médecine, suivi de notices historiques et critiques sur les écoles de Cos, d'Alexandrie, de Salerne, de Paris, de Montpellier et de Strasbourg ; 3° un exposé des principes généraux de la science médicale, renfermant les éléments de la pathologie générale. 1853, 1 fort vol. in-8. 8 fr.

AUBER (Éd.). ***De la fièvre puerpérale devant l'Académie de médecine,*** et des principes du vitalisme hippocratique appliqués à la solution de cette question. 1858, in-8. 3 fr. 50

AUBER (Éd.). ***Hygiène des femmes nerveuses,*** ou Conseils aux femmes pour les époques critiques de leur vie. 1844, 2e édition, 1 vol. gr. in-18. 3 fr. 50

AUBER (Éd.). ***Guide médical du baigneur à la mer.*** 1851, 1 vol. in-18. 3 fr. 50

AUBER (Éd.). ***Institutions d'Hippocrate,*** ou Exposé dogmatique des vrais principes de la médecine, extraits de ses Œuvres ; renfermant : les dogmes de la science et de l'art, l'histoire naturelle des maladies, les règles de l'hygiène et de la thérapeutique, les éléments de la philosophie médicale et les premiers tableaux des maladies; précédées d'une notice historique et critique sur les livres hippocratiques et suivies d'une dissertation philosophique sur l'hippocratisme. 1864, 1 vol. grand in-8 de luxe. 10 fr.

AUBER (Éd.). ***Philosophie de la médecine.*** 1865, 1 vol. in-18 de la *Bibliothèque de philosophie contemporaine.* 2 fr. 5

AUDIBRAN. ***Traité historique et pratique sur les dents artificielles,*** incorruptibles, contenant les procédés de fabrication et d'application. 1821, 1 vol. in-8. 3 fr.

AUDOUARD. ***Relation historique et médicale de la fièvre jaune qui a régné à Barcelone en 1821.*** Paris, 1822, in-8. 3 fr.

AXENFELD. ***Des névroses.*** Paris, 1863, 1 vol. in-8 de 677 pages extrait de la *Pathologie médicale* du professeur Requin. 7 fr.

AZÉMAR. ***Études sur le choléra.*** 1856, in-8. 3 fr.

BACHELET (H.). ***Nouveau guide du dyspeptique,*** recherches sur la dyspepsie iléo-cæcale, 1865, in-12 de 267 pages. 5 fr.

BARBIER. ***Traité d'hygiène*** appliquée à la thérapeutique. 1811, 2 vol. in-8. 6 fr.

BARBIER. ***Précis de nosologie et de thérapeutique.*** 1827-1828, 2 vol. in-8. 8 fr.

BARBIER. ***Observation d'un cas de fistule vésico-vaginale,*** 1848, in-8. 2 fr.

BARNI (Jules). ***Histoire des idées morales et politiques en France au XVIIIe siècle.*** 2 vol. in-18 de la *Bibliothèque d'histoire contemporaine.*

Tome premier (L'abbé de Saint-Pierre. — Montesquieu. — Voltaire), 1 vol. in-18. Prix. 3 fr. 50

Tome second (Jean-Jacques Rousseau. — Diderot. — D'Alembert), 1 vol. in-18. Prix. 3 fr. 50

BARNI (Jules). *Voy.* KANT.

BARON. ***Recherches, observations et expériences sur le développement naturel et artificiel des maladies tuberculeuses, etc.;*** traduit de l'anglais par Mme Ve Boivin. Paris, 1825, 1 vol. in-8, avec fig. col. 4 fr. 50

BAROT (Odysse). ***Lettres sur la philosophie de l'histoire.*** 1864, 1 vol. grand in-18 de la *Bibliothèque de philosophie contemporaine.* 2 fr. 50

BARTHEZ. ***Nouveaux éléments de la science de l'homme,*** par P. J. Barthez, médecin de S. M. Napoléon Ier. *Troisième édition,* augmentée du Discours sur le génie d'Hippocrate, de Mémoires sur les fluxions et les coliques iliaques, sur la thérapeutique des maladies, sur l'évanouissement, l'extispice, la fascination, le faune, la femme, la force des animaux; collationnée et revue par M. E. Barthez, médecin de S. A. le Prince impérial et de l'hôpital Sainte-Eugénie, etc. 1858, 2 vol. in-8 de 1010 pages. 12 fr.

BARTHEZ et RILLIET. ***Traité clinique et pratique des maladies des enfants.*** 1861, 2e édit. refondue, 2e tirage, 3 vol. in-8. 25 fr.

Dans cette seconde édition, MM. Barthez et Rilliet, sans quitter la voie du solidisme, ont fait un pas de plus vers l'humorisme et vers le vitalisme, ou pour mieux dire, ils ont puisé dans chaque doctrine ce qu'elle leur a offert d'essentiellement pratique et de vraiment utile. Ce n'est pas une transformation de leurs idées, c'est une simple évolution. Mais si le temps et la réflexion ont modifié leurs doctrines, ils n'ont rien changé à leur méthode; ils ont, comme par le passé, pris pour règle de leurs travaux l'observation et l'analyse, mais tout en conservant dans l'étude des faits, le rigueur et la précision du procédé scientifique, ils ont pu imprimer à leur ouvrage ce caractère d'utilité pratique qu'une longue expérience pouvait seule lui donner.

MM. Barthez et Rilliet ont décrit successivement : les *phlegmasies*, les *hydropisies*, les *hémorrhagies*, les *gangrènes*, les *névroses*, les *maladies générales aiguës spécifiques*, les *tuberculisations*, les *entozoaires*.

BAUD. ***Emploi thérapeutique des corps gras phosphorés extraits de la moelle allongée des mammifères herbivores.*** 1858, 1 vol. in-4. 1 fr. 25

BAUDELOCQUE. ***L'art des accouchements.*** 8e édition, 1844, 2 vol. in-8, de 1340 pag., avec 17 pl. 18 fr.

BAUDENS. ***Mémoire sur les solutions de continuité de la rotule,*** description d'un appareil pour le traitement des fractures transversales, 1853. 1 fr. 25

BAUDENS. ***De l'entorse du pied et de son traitement curatif.*** 1852. In-8. 75 c.

BAUMÉ. ***Éléments de pharmacie*** théorique et pratique. 1817. 2 vol. in-8. 10 fr.

BAUMÈS. ***Traité de l'ictère,*** ou Jaunisse des enfants nouveau-nés; 2e édition. Paris, 1806, in-8. 1 fr. 50

BAUMÈS. ***Précis théorique et pratique sur les maladies vénériennes.*** 2 vol. 1840, in-8. 12 fr.

BAYLE (G. L.). ***Recherches sur la phthisie pulmonaire.*** 1810, 1 volume in-8. 5 fr. 50

BAYLE (G. L.), médecin de l'hôpital de la Charité et de S. M. l'Empereur Napoléon Ier. ***Traité des maladies cancéreuses,*** revu, augmenté et publié par M. A. L. J. Bayle, agrégé de la Faculté de Paris. 1834-1839, 2 vol. in-8. 5 fr.

BAYLE (A. L. J.). ***Éléments de pathologie médicale,*** ou Précis de médecine théorique et pratique écrit dans l'esprit du vitalisme hippocratique, par M. A. L. J. Bayle, docteur et professeur agrégé de la Faculté de médecine de Paris, etc., etc. 1856, 2 vol. in-8 de 1236 pages. 14 fr.

BAYLE (A. L. J.). ***Traité des maladies du cerveau et de ses membranes.*** Maladies mentales. 1826, 1 vol. in-8. 6 fr.

BEAUQUIER. ***Philosophie de la musique.*** 1866, 1 vol. in-18 de la *Bibliothèque de philosophie contemporaine.* 2 fr. 50

BEAUSSIRE. ***Antécédents de l'hégélianisme dans la philosophie française.*** 1865, 1 vol. in-18 de la *Bibliothèque de philosophie contemporaine.* 2 fr. 50

BEAUSSIRE. ***La liberté dans l'ordre intellectuel et moral,*** études de droit naturel. 1866, 1 vol. gr. in-8. 7 fr.

BECQUEREL. ***Traité clinique des maladies de l'utérus et de ses annexes,*** par M. L. A. Becquerel, médecin de l'hôpital de la Pitié, professeur agrégé à la Faculté de médecine de Paris, etc. 1859, 2 vol. in-8 de 1061 pages, avec un atlas de 18 pl. (dont 5 coloriées) représentant 44 figures. 20 fr.

BECQUEREL. ***Traité des applications de l'électricité à la thérapeutique médicale et chirurgicale.*** 1860, 2e édition, 1 vol. in-8, fig. 7 fr.

BECQUEREL. ***Des engrais inorganiques en général et du sel marin*** (chlorure de sodium) ***en particulier.*** 1848, 1 vol. in-12. 3 fr. 50

BECQUEREL et **RODIER.** ***Traité de chimie pathologique appliquée à la médecine pratique,*** contenant l'étude et la composition à l'état sain et à l'état malade de tous les liquides du corps humain, tels que le *sang*, les *urines*, la *lymphe*, le *chyle*, la *salive*, la *bile*, le *suc pancréatique*, le *sperme*, le *lait*, les *larmes*, le *mucus*, les *crachats*, les *vomissements*, les *sécrétions*, la *sueur*, le *pus*, le *tubercule*, le *cancer*, etc. 1854, 1 vol. in-8. 7 fr.

BELHOMME. ***Essai sur l'idiotie,*** propositions sur l'éducation des idiots mise en rapport avec leur degré d'intelligence. 1824-1843, in-8. 2 fr.

BELHOMME. ***Considérations sur l'appréciation de la folie,*** sa localisation et son traitement. 1834-1848, 5 Mémoires, in-8. 10 fr.

BÉRARD (A.). ***Diagnostic différentiel des tumeurs du sein.*** 1842, in-8 (Thèse de concours). 3 fr. 50.

BÉRARD (A.). ***Maladies de la glande parotide et de la région parotidienne,*** opérations que ces maladies réclament. 1841, 1 vol. in-8 de 320 pages 4 pl. 4 fr. 50

BÉRARD (A.). ***Mémoire sur le rapport qui existe entre la direction des conduits nourriciers des os longs, et l'ordre suivant lequel les épiphyses se soudent avec le corps de l'os.*** 1834, in-8. 1 fr. 25

BÉRARD (A.). ***Causes qui retardent ou empêchent la consolidation des fractures et moyens de l'obtenir.*** 1833, in-4. 2 fr. 50

BÉRARD (A.). ***Luxation spontanée de l'occipital sur l'atlas,*** et de l'atlas sur l'axis. 1829, in-4. 2 fr. 50

BÉRARD (A.). ***Mémoire sur l'emploi de l'eau froide dans les maladies chirurgicales,*** 1834, in-8. 1 fr. 50

BÉRARD (A.). ***Mémoire sur le traitement des varices par le caustique de Vienne.*** In-8. 1 fr.

BÉRAUD (B. J.). ***Atlas complet d'anatomie chirurgicale topographique,*** pouvant servir de complément à tous les ouvrages d'anatomie chirurgicale, composé de 109 planches représentant plus de 200 figures dessinées d'après nature par M. Bion, et avec texte explicatif. 1865, 1 fort vol. in-4.

Prix fig. noires, relié. 60 fr.
— fig. coloriées, relié. 120 fr.

Ce bel ouvrage, auquel on a travaillé pendant sept ans, est le plus complet qui ait été publié sur ce sujet. Toutes les pièces disséquées dans l'amphithéâtre des hôpitaux ont été reproduites d'après nature par M. Bion, et ensuite gravées sur acier par les meilleurs artistes. Après l'explication de chaque planche, l'auteur a ajouté les applications à la pathologie chirurgicale et à la médecine opératoire, se rapportant à la région représentée.

BÉRAUD (J. B.) ET VELPEAU. ***Manuel d'anatomie chirurgicale générale et topographique,*** par M. Velpeau, membre de l'Institut, professeur à la Faculté de médecine de Paris, et M. Béraud, chirurgien des hôpitaux, 1862, 2e édition, 1 vol. in-8, de 622 pages. 7 fr.

BÉRAUD (B. J.) ET ROBIN. ***Manuel de physiologie de l'homme et des principaux vertébrés,*** répondant à toutes les questions physiologiques du programme des examens de fin d'année, par M. Béraud, chirurgien des hôpitaux de Paris, revu par M. Ch. Robin, professeur de la Faculté de médecine de Paris. 1856-1857, 2 vol. gr. in-18, 2e édition entièrement refondue. 12 fr.

MM. Béraud et Robin ont placé la physiologie sur son vrai terrain, celui de l'expérimentation directe, et ils ont cherché à embrasser réellement tout ce qui, dans l'étude des corps organisés, se rapporte à la dynamique animale. N'oubliant pas qu'ils s'adressent à des médecins, ils n'ont négligé de signaler rien de ce qui peut servir de base à l'étude de la symptomatologie et de la thérapeutique. Tout en se servant de la physique et de la chimie comme de puissants instruments pour découvrir les actes des corps organisés et en déterminer la nature, ils se sont laissé guider principalement par la méthode à posteriori, c'est-à-dire d'abord par la généralisation et la coordination des faits, par l'expérience, l'analyse et la synthèse.

BÉRAUD (B. J.). ***Recherches sur l'orchite et l'ovarite varioleuses.*** 1859, in-8. 1 fr. 50

BÉRAUD (B. J.). ***Essai sur le cathétérisme du canal nasal,*** suivant la méthode de Laforest, procédé nouveau. 1855, in-8 avec 4 fig. 2 fr. 50

BERGERET (de Saint-Léger). ***Philosophie des sciences cosmologiques,*** critique des sciences et de la pratique médicale. 1866, in-8 de 310 pages. 4 fr.

BERNARD (Claude). ***Leçons sur les propriétés des tissus vivants*** faites à la Sorbonne, rédigées par M. Émile Alglave, avec 94 fig. dans le texte. 1866, 1 vol. in-8. 8 fr.

BERNARD (Cl.) et HUETTE. ***Précis iconographique de médecine opératoire*** et d'anatomie chirurgicale. 1856, 1 vol. grand in-18 anglais de 113 planches dessinées d'après nature et gravées sur acier, avec texte explicatif et descriptif.

Prix relié en demi-maroquin, figures noires. 24 fr.
— figures coloriées. 48 fr.

BERTET. ***Des parasites de l'homme*** tant internes qu'externes et des moyens qu'il convient d'employer pour les détruire. 1866, in-8 de 55 pages. 1 fr. 50

BERTET. ***Pathologie et chirurgie du col utérin.*** 1866, in-8 de 96 pages. Prix. 2 fr. 50

BERTHERAND. *De la suture mixte et en faufil.* 1855, br. in-8. 1 fr. 25

BERTON. *Guide et questionnaire* de tous les examens de médecine et des concours de l'internat, de l'externat et de l'École pratique, avec les réponses des examinateurs eux-mêmes aux questions les plus difficiles, et suivi de grands tableaux synoptiques inédits d'anatomie et de pathologie. 1 vol. in-18, 1868. 2 fr. 50

BERTULUS (Évar.). *Marseille et son intendance militaire*, à propos de la peste, de la fièvre jaune, du choléra et des événements de Saint-Nazaire (Loire-Inférieure) en 1861. 1864, 1 vol. gr. in-8 de 500 pages. 12 fr.

BERZELIUS. *Annuaire des sciences chimiques*, ou Rapport sur les progrès des sciences naturelles, présenté à l'Académie de Stockholm. 1837, 1 vol. in-8. 2 fr.

BEYRAN. *Éléments de pathologie générale.* 1863, 1 vol. grand in-18. 3 fr. 50

BEYRAN. *Mémoire sur la paralysie syphilitique du nerf moteur externe de l'œil* (6ᵉ paire). 1861, 2ᵉ édit., in-8. 1 fr. 25

BILLROTH. *Traité de pathologie chirurgicale générale*, traduit de l'allemand par MM. Culmann et Sengel, précédé d'une introduction par M. VERNEUIL. 1 fort vol. gr. in-8, avec 100 fig. dans le texte. 14 fr.

BIOGRAPHIE MÉDICALE par ordre chronologique, d'après Daniel Leclerc, Éloy, Freind, Sprengel, Dezeimeris, etc. 1855. 2 vol. in-8 à 2 colonnes. 6 fr.

BLANCHARD. *Les métamorphoses, les mœurs et les instincts des insectes*, par M. Émile Blanchard de l'Institut, professeur au Muséum d'histoire naturelle. 1868, 1 magnifique volume in-8 jésus avec 160 figures intercalées dans le texte et 40 grandes planches hors texte, prix broché. 30 fr.

Relié en demi-maroquin. 35 fr.

BLANDIN. *Atlas d'anatomie topographique*, ou d'anatomie des régions du corps humain, considérée dans ses rapports avec la chirurgie et la médecine opératoire. 1834, 20 pl. in-fol. 12 fr.

BLANDIN. *De l'autoplastie*, ou Restauration des parties du corps qui ont été détruites, à la faveur d'un emprunt fait à d'autres parties plus ou moins éloignées. Paris, 1836, 1 vol. in-8. 4 fr. 50

BLATIN (Henry). *Des enveloppes du fœtus et des eaux de l'amnios*, 1840, in-8. 2 fr.

BLATIN et **NIVET.** *Traité des maladies des femmes*, qui déterminent des flueurs blanches, des leucorrhées ou tout autre écoulement utéro-vaginal. 1 vol. in-8, 1842. 7 fr.

BLAUD. *Nouvelles recherches sur la laryngo-trachéite* connue sous le nom de croup. 1823, 1 vol. in-8. 3 fr.

BLAUD. *Essai sur le vitalisme.* 1854, in-8, br. 1 fr. 25

BLAUD. *L'art médical*, ou les vrais moyens de parvenir en médecine. Poëme. 1843. 1 vol. in-8. 3 fr. 50

BOBIERRE (Ad.). *Traité de manipulations chimiques*, description raisonnée de toutes les opérations chimiques et des appareils dont elles réclament l'emploi. 1844, 1 vol. in-8 de 493 pages avec 175 fig. 6 fr.

BOCQUILLON. *Manuel d'histoire naturelle médicale.* 1866, 1 vol. in-18 avec 800 fig. dans le texte. 12 fr.

BOCQUILLON. *Revue du groupe des Verbénacées*, recherche des types, organogénie, organographie, affinités, classification, description des genres. 1863, 1 vol. in-4 de 186 pages avec 20 planches gravées sur acier. 15 fr.

BONNET. *Considérations médico-légales sur la monomanie homicide.* 1840, in-8. 1 fr. 50

BONNET. *Traité complet, théorique et pratique des maladies du foie*, 2ᵉ édit., 1841, 1 vol. in-8. 3 fr.

BORCHARD. *Hygiène des professions.* Maladies des menuisiers et des ébénistes, d'après le docteur KOBLANK, de Berlin. 1859, in-8. 1 fr. 25

BOSSU. *Nouveau Compendium médical à l'usage des médecins-praticiens*, contenant : 1° la *Pathologie générale* ; 2° un *Dictionnaire de pathologie interne*, avec l'indication des formules les plus usitées dans le traitement des maladies ; 3° un *Memento thérapeutique*, avec la définition de toutes les préparations pharmaceutiques. 1867, 4e édit. 1 vol. gr. in-18. 7 fr.

BOSSU. *Traité des plantes médicinales indigènes*, précédé d'un cours de botanique. 1862, 2 vol. in-8 et atlas de 60 planches représentant 1100 figures.

Prix fig. noires, 13 fr. ; fig. coloriées. 22 fr.

BOSSU. *Nouveau Dictionnaire d'histoire naturelle et des phénomènes de la nature*. 1857-1859, 3 vol. in-4, avec 1370 fig. 27 fr.

BOSSU. *Anthropologie*, ou Étude des organes, fonctions et maladies de l'homme et de la femme. 2 forts vol. in-8, avec atlas de 20 planches. 5e édition.

Prix avec atlas noir, 15 fr., avec atlas colorié. 21 fr.

BOST. *Le protestantisme libéral*. 1865, 1 vol. in-18 de la *Bibliothèque de philosophie contemporaine*. 2 fr. 50

BOTTENTUIT. *Hygiène et thérapeutique* au point de vue de l'hydrothérapie et des eaux minérales. 1866, in-8 de 380 pages. 4 fr. 50

BOUCHARDAT. *Annuaire de thérapeutique, de matière médicale, de pharmacie et de toxicologie* de 1841 à 1866, contenant le résumé des travaux thérapeutiques et toxicologiques publiés de 1840 à 1865, et les formules des médicaments nouveaux, suivi de Mémoires divers de M. le professeur Bouchardat.

1841. — Monographie du diabètès sucré.
1842. — Observations sur le diabètès sucré et mémoire sur une maladie nouvelle, *l'hippurie*.
1843. — Mémoire sur la digestion.
1844. — Recherches et expériences sur les contre-poisons du sublimé corrosif, du plomb, du cuivre et de l'arsenic.
1845. — Mémoire sur la digestion des corps gras.
1846. — Recherches sur des cas rares de chimie pathologique et mémoire sur l'action des poisons et de substances diverses, sur les plantes et les poissons.
1846, supplément. — 1° Trois mémoires sur les fermentations.
2° Un mémoire sur la digestion des substances sucrées et féculentes, et des recherches sur les fonctions du pancréas.
3° Un mémoire sur le diabète sucré ou glucosurie.
4° Note sur les moyens de déterminer la présence et la quantité de sucre dans les urines.
5° Notice sur le pain de gluten.
6° Note sur la nature et le traitement physiologique de la phthisie.
1847. — Mémoire sur les principaux contre-poisons et sur la thérapeutique des empoisonnements, et diverses notices scientifiques.
1848. — Nouvelles observations sur la glycosurie, notice sur la thérapeutique des affections syphilitiques, et mémoire sur l'influence des nerfs pneumogastriques dans la digestion.
1849. — Mémoire sur la thérapeutique du choléra.
1850. Mémoire sur la thérapeutique des affections syphilitiques et observations sur l'affaiblissement de la vue coïncidant avec les maladies dans lesquelles la nature de l'urine est modifiée.
1851. — Mémoire sur la pathogénie et la thérapeutique du rhumatisme articulaire aigu.
1852. — Mémoire sur le traitement de la phthisie et du rachitisme par l'huile de foie de morue.
1855. — Mémoires : 1° sur les amidonneries insalubres ; 2° sur le rôle des matières albumineuses dans la nutrition.
1856, supplément. — 1° Histoire physiologique et thérapeutique de la cinchonine ;
2° Rapports sur les remèdes proposés contre la rage ;
3° Recherches sur les alcaloïdes dans les veines ;
4° Solution alumineuse benzinée ;
5° La table alphabétique des matières contenues dans les annuaires de 1841 à 1855, rédigée par M. le Dr Ramon.
1857. — Mémoire sur l'Oligosurie, avec des considérations sur la Polyurie.
1858. — Mémoire sur la genèse et le développement de la fièvre jaune.
1859. — Rapports sur les farines falsifiées, le pain bis et le vin plâtré.
1860. — Mémoire sur l'infection déterminée dans le corps de l'homme par la fermentation putride des produits morbides ou excrémentitiels. Des désinfectants qui peuvent être employés pour prévenir cette infection.
1861. — Mémoire sur l'emploi thérapeutique externe du sulfate simple d'alumine et de zinc, par M. le docteur Homolle.
1861, supplément. 1° Mémoire sur l'étiologie et la prophylaxie de la tuberculisation pulmonaire ;
2° Étude sur les mucédinées parasites qui nuisent le plus à l'homme ;
3° Considérations et documents sur l'entraînement des pugilistes ;
4° Mémoire sur la pimélorrhée ;
5° Instruction pour l'usage de l'uromètre de M. Bouchardat.

1852. — Deux conférences faites aux ouvriers sur l'usage et l'abus des liqueurs fortes et des boissons fermentées.
1863. — Mémoire sur les eaux potables.
1864. — Trois notes sur l'origine et la nature de la vaccine ; sur l'inoculation et sur le traitement de la syphilis.
1865. — Mémoire sur l'exercice forcé dans le traitement de la glycosurie.
1866. — Mémoire sur les poisons, les venins, les virus, les miasmes spécifiques dans leurs rapports avec les ferments.
1867. — Mémoire sur la gravelle.
1868. — Mémoire sur le café.

La collection complète se compose de 28 années et 3 suppléments. 31 vol. gr. in-32. — Prix de chacun : 1 fr. 25.

BOUCHARDAT. ***Supplément à l'Annuaire de thérapeutique, etc., pour 1846,*** contenant des Mémoires : 1° sur les fermentations ; 2° sur la digestion des substances sucrées et féculentes et sur les fonctions du pancréas, par MM. Bouchardat et Sandras ; 3° sur le diabète sucré ou glycosurie ; 4° sur les moyens de déterminer la présence et la quantité de sucre dans les urines ; 5° sur le pain de gluten ; 6° sur la nature et le traitement physiologique de la phthisie. 1 vol. gr. in-32. 1 fr. 25

BOUCHARDAT. ***Supplément à l'Annuaire de thérapeutique, etc., pour 1856,*** contenant : 1° l'Histoire physiologique et thérapeutique de la *cinchonine* ; 2° Rapport sur les *remèdes proposés contre la rage* ; 3° *Recherches sur les alcaloïdes dans les urines* ; 4° *Solution alumineuse benzinée* ; 5° la *Table alphabétique* des matières contenues dans les Annuaires de 1841 à 1855, rédigée par M. Ramon. 1 vol. in-32. 1 fr. 25

BOUCHARDAT. ***Supplément à l'Annuaire de thérapeutique pour 1861,*** contenant : 1° un mémoire sur l'étiologie et la prophylaxie de la phthisie pulmonaire ; 2° une étude sur les mucédinées parasites qui nuisent le plus à l'homme ; 3° des documents sur l'entraînement ; 4° une instruction pour l'usage de l'uromètre de M. Bouchardat. 1 vol. in-32. 1 fr. 25

BOUCHARDAT, ***Nouveau Formulaire magistral,*** précédé d'une notice sur les hôpitaux de Paris, de généralités sur l'art de formuler, suivi d'un précis sur les eaux minérales naturelles et artificielles, d'un mémorial thérapeutique, de notions sur l'emploi des contre-poisons, et sur les secours à donner aux empoisonnés et aux asphyxiés. 1866, 14e édition, revue, corrigée d'après le *Codex* de 1866, augmentée de nombreuses formules et de l'énumération des médicaments qui doivent se trouver dans toutes les pharmacies. 1 vol. in-18. 3 fr. 50

BOUCHARDAT. ***Physique, avec ses principales applications.*** 1851, 1 vol. gr. in-18 de 540 pages, avec 230 fig. dans le texte. 3e édit. 4 fr. 50

BOUCHARDAT. ***Histoire naturelle,*** contenant la zoologie, la botanique, la minéralogie et la géologie. 1844, 2 vol. gr. in-18, avec 308 figures. 7 fr.

BOUCHARDAT. ***Opuscules d'économie rurale,*** contenant les engrais, la betterave, les tubercules de dahlia, les vignes et les vins, le lait, le pain, les boissons, l'alucite, la digestion et les maladies des vers à soie, les sucres, l'influence des eaux potables sur le goître, etc. 1851, 1 vol. in-8. 3 fr. 50

BOUCHARDAT. ***Traité des maladies de la vigne.*** 1853, 1 vol. in-8. 3 fr. 50

BOUCHARDAT. ***Formulaire vétérinaire,*** contenant le mode d'action, l'emploi et les doses des médicaments simples et composés, prescrits aux animaux domestiques par les médecins vétérinaires français et étrangers, et suivi d'un mémorial thérapeutique. 1862, 2e édit., 1 vol. in-18. 4 fr. 50

BOUCHARDAT. ***Manuel de matière médicale,*** de thérapeutique comparée et de pharmacie. 1864-65, 2 vol. grand in-18, 4e édit. 14 fr.

BOUCHARDAT. ***Le travail,*** son influence sur la santé (conférences faites aux ouvriers). 1863, 1 vol. in-18. 2 fr. 50

BOUCHARDAT. ***Répertoire de pharmacie,*** recueil pratique paraissant tous les mois. Le prix de l'abonnement est de 6 fr.

Ce journal a commencé en juillet 1844. Le prix de la collection jusqu'en juillet 1867, 23 volumes, et l'abonnement à l'année courante est de 80 fr.

Les années séparées, prises après leur publication, coûtent 5 fr.

BOUCHARDAT et H. JUNOD. ***L'Eau-de-vie et ses dangers,*** conférences populaires. 1 vol. in-18. 1 fr.

BOUCHARDAT ET **QUEVENNE.** ***Du lait,*** *1er fascicule*, instruction sur l'essai et l'analyse du lait ; 2e *fascicule*, des laits de femme, d'ânesse, de chèvre, de brebis, de vache. 1857, 1 vol. in-8. 6 fr.

— On vend séparément l'*Instruction* pour l'essai et l'analyse du lait. 1856, in-8, 1 fr. 25

BOUCHARDAT ET **DELONDRE.** ***Quinologie.*** Des quinquinas et des questions qui, dans l'état présent de la science et du commerce, s'y rattachent avec le plus d'actualité. 1854, 1 vol. gr. in-4, avec 23 pl. coloriées et 2 cartes. 40 fr.

BOUCHUT ET **DESPRÉS.** ***Dictionnaire de thérapeutique médicale et chirurgicale,*** comprenant le résumé de la médecine et de la chirurgie, les indications thérapeutiques de chaque maladie, la médecine opératoire, les accouchements, l'oculistique, l'odontechnie, les maladies d'oreilles, l'électrisation, la matière médicale, les eaux minérales et un formulaire spécial pour chaque maladie, par E. Bouchut et A. Després, 1867, 1 vol. grand in-8 de 1600 pages à deux colonnes, avec 614 figures intercalées dans le texte. 23 fr.

Relié en demi-maroquin avec nerfs, plats toile. 26 fr. 50

BOUCHUT. ***Diagnostic des maladies du système nerveux par l'ophthalmoscopie,*** 1866, 1 vol. in-8 avec atlas de planches coloriées. 9 fr.

BOUILLIER (Francisque). ***Du plaisir et de la douleur.*** 1865, 1 vol. in-18, de la *Bibliothèque de philosophie contemporaine.* 2 fr. 50.

BOUNEAU ET **SULPICY.** ***Recherches sur la contagion de la fièvre jaune,*** ou rapprochement des faits et des raisonnements les plus propres à éclairer cette question. 1823, 1 vol. in-8. 4 r.

BOURDET (Eug.). ***Principes d'éducation positive.*** 1863, 1 vol. in-18 de 358 pages. 3 fr. 50

BOURDET (Eug.). ***De la morale dans la philosophie positive,*** et de l'autonomie de l'homme, 1865, 1 vol. gr. in-8 de 260 pages. 3 fr.

BOURDIN. ***Traitement des affections cancéreuses,*** indications et contre-indications de l'opération dans le traitement du cancer. 1844, in 8. 1 fr. 50

BOURGUIGNON ET **SANDRAS.** ***Traité pratique des maladies nerveuses.*** 2e édition, corrigée et considérablement augmentée. 1860-1863, 2 vol. in-8. 12 fr.

BOURROUSSE DE LAFFORE (DE). ***Des taches de la cornée et des moyens de les faire disparaître.*** 1860, in-8. 1 fr. 50

BOURROUSSE DE LAFFORE (DE). ***Méningite tuberculeuse,*** traitement par l'iodure de potassium. 1861, br. in-8. 1 fr. 50

BOUTEILLE. ***Traité de la chorée ou danse de Saint-Guy.*** 1810, 1 volume in-8. 3 fr. 50

BOYER (Lucien). ***De l'entraînement des parties antérieures du corps vitré,*** pendant l'opération de la cataracte par abaissement. 1849, in-8. 1 fr. 25

BOYER (Lucien). ***Observations de hernie étranglée.*** 1849, in-8. 1 fr. 25

BOYER (Lucien). ***Des diathèses au point de vue chirurgical.*** 1847, in-8. 2 fr.

BOYER (Lucien). ***Recherches sur l'opération du strabisme.*** 1842-1844, 1 vol. in-8, avec 12 planches représentant 44 figures noires. 7 fr.

— Figures coloriées. 10 fr.

BRACHET. ***Physiologie élémentaire de l'homme.*** 1854, 2 vol. in-8. 5 fr.

BRACHET. ***Asthénie.*** 1829, 1 vol. in-8. 2 fr.

BRACHET. ***Traité pratique des convulsions dans l'enfance ;*** 2e édition, 1837, 1 vol. in-8. 3 fr. 50

BRACHET. ***De l'emploi de l'opium dans les phlegmasies des membranes muqueuses, séreuses et fibreuses.*** 1828, 1 vol. in-8. 3 fr. 50

BRACHET. ***Traité pratique de la colique de plomb.*** 1850, 1 vol. in-8. 1 fr. 50

BRAUN. ***Essai sur l'éclampsie ou les convulsions urémiques des femmes grosses,*** en travail et en couches, traduit de l'allemand par Petard. 1858, in-8. 1 fr.

BRICHETEAU. ***Traité sur les maladies chroniques qui ont leur siége dans les organes de l'appareil respiratoire,*** la phthisie pulmonaire, les diverses affections des poumons et des plèvres, la phthisie laryngée et trachéale, la bronchite chronique, le rhume, le catarrhe pulmonaire, l'hémoptysie, l'asthme, l'aphonie, les dyspnées nerveuses, etc. 1852, 1 vol. in-8 de 664 pag. 8 fr.

BRICHETEAU. ***Traité de l'hydrocéphale aiguë ou fièvre cérébrale des enfants.*** 1826, 1 vol. in-8. 2 fr. 50

BRIERRE DE BOISMONT. ***Des hallucinations, ou Histoire raisonnée des apparitions,*** des visions, des songes, de l'extase, du magnétisme et du somnambulisme. 1862, 3e édition très-augmentée. 7 fr.

BRIERRE DE BOISMONT. ***Des maladies mentales*** (Extrait de la *Pathologie médicale* du professeur Requin), in-8 de 90 pages. 2 fr.

BRIERRE DE BOISMONT. ***Du suicide et de la folie suicide,*** considérés dans leurs rapports avec la statistique, la médecine et la philosophie. 2e édition, 1865, 1 vol. in-8 de 680 pages. 7 fr.

BRIERRE DE BOISMONT. ***Joseph Guislain,*** sa vie et ses écrits, esquisses de médecine mentale. 1867, in-8. 5 fr.

BRIERRE DE BOISMONT. ***Études médico-légales sur la perversion des facultés morales et affectives,*** dans la période prodromique de la paralysie générale. 1860, in-8. 1 fr.

BROC. ***Essai sur les races humaines, considérées sous les rapports anatomique et philosophique.*** 1836, 1 vol. in-8, avec 11 fig. 3 fr. 50

BROUSSAIS. ***Recherches sur la fièvre hectique.*** Paris, 1803, in-8. 2 fr.

BROWN. ***Éléments de médecine,*** trad. du latin, avec des addit., par M. Fouquier. 1805, 1 vol. in-8. 4 fr.

BUCHNER (Louis). ***Science et nature,*** traduit de l'allemand, par A. Delondre. 1866, 2 vol. in-18 de la *Bibliothèque de philosophie contemporaine.* 5 fr.

BULLETINS DE LA SOCIÉTÉ ANATOMIQUE DE PARIS, rédigés par MM. Axenfeld, Bauchet, Bell, Bérard, Bourdon, Broca, Chassaignac, Demarquay, Denucé, Deville, Forget, Foucher, Giraldès, Gosselin, Lenoir, Leudet, Livois, Maréchal, Mercier, Pigné, Richard, Royer-Collard, Sestier, A. Tardieu, Thibault, Valleix, Vigla; années 1826 à 1834, 1838, 1840 à 1855, 26 vol. in-8.
Prix des années 1826 à 1834, chacune 3 fr.
Prix des autres volumes, chacun 5 fr.

BURGGRAEVE. ***Anatomie de texture,*** ou Histologie appliquée à la physiologie et à la pathologie. 2e édition. Gand, 1845, 1 vol. grand in-8 de 720 pages avec 138 figures. 7 fr.

BURGGRAEVE. ***Le génie de la chirurgie*** considéré sous le rapport des pansements, des opérations, du diagnostic, du pronostic et du traitement. Gand, 1853, 1 vol. grand in-8 de 436 pages. 7 fr.

BURGGRAEVE. ***Précis de l'histoire de l'anatomie,*** comprenant l'examen comparatif des ouvrages des principaux anatomistes anciens et modernes. Gand, 1840, 1 vol. grand in-8. 6 fr.

BURNS. ***Traité des accouchements*** et des maladies des femmes et des enfants. 1855, 1 vol. in-8. 3 fr. 50

CABADÉ. ***Essai sur la physionomie des épithéliums.*** 1867, in-8 de 88 pages avec 2 planches gravées. 2 fr. 50

CANQUOIN. ***Traitement du cancer,*** excluant toute opération par l'instrument tranchant, suivi des modifications apportées dans le traitement des ulcères de l'utérus, et d'observations nombreuses. 3e édit. 1838, 1 vol. in-8. 6 fr.

CAPURON. ***De l'accouchement*** lorsque le bras de l'enfant se présente et sort le premier. 1828, br. in-8. 2 fr.

CARLYLE. ***Histoire de la Révolution française***, traduite de l'anglais, 1867. 3 vol. in-18. 10 fr. 50

CARON. ***Le Code des jeunes mères.*** Traité théorique et pratique pour l'éducation physique des nouveau-nés. 1859, 1 vol. in-8. 3 fr. 50

CARON. ***La puériculture,*** ou la science d'élever hygiéniquement et physiologiquement les enfants. 1866, in-18 de 280 pages. 3 fr. 50

CARPON. ***Voyage à Terre-Neuve.*** 1852, 1 vol. in-8. 2 fr. 50

CARRIÈRE. ***Recherches sur les eaux minérales sodo-bromurées de Salins.*** 1856, in-12. 1 fr. 50

CARRON DU VILLARDS. ***Recherches médico-chirurgicales sur l'opération de la cataracte,*** les moyens de la rendre plus sûre, et sur l'inutilité des moyens médicaux pour la guérir sans opération. 2e édit. considérablement augmentée. 1837, 1 vol. in-8 de 440 p., avec 53 fig. 7 fr.

CASPER. ***Traité pratique de médecine légale,*** rédigé d'après des observations personnelles, par Jean-Louis Casper, professeur de médecine légale de la Faculté de médecine de Berlin; traduit de l'allemand sous les yeux de l'auteur, par M. Gustave Germer Baillière. 1862, 2 vol. in-8. 15 fr.

— Atlas colorié se vendant séparément. 12 fr.

Le PREMIER volume contient la *biologie*, c'est-à-dire toutes les questions que le médecin légiste a à traiter devant l'homme vivant : l'*aptitude à la reproduction*, *la perte de la virginité*, *les rapports sexuels contre nature*, *la grossesse*, *l'accouchement*, *l'avortement*, *les coups et blessures*, *les maladies simulées et les maladies mentales.*

Le SECOND volume renferme la *thanatologie*, c'est-à-dire toutes les questions que le médecin légiste a à traiter devant le cadavre, c'est-à-dire : *les morts par cause mécanique*, *les hémorrhagies*, *les empoisonnements*, *l'asphyxie*, *la pendaison*, *la submersion*, *la congélation*, *la mort causée par le chloroforme* ; enfin la *bio-thanatologie* des nouveau-nés.

CASTORANI. ***De la kératite et de ses suites.*** 1856. 1 vol. in-8. 3 fr.

CASTORANI. ***Causes de la cataracte lenticulaire.*** 1857, in-8. 1 fr. 25

CASTORANI. ***Mémoire sur les causes des taches de la cornée.*** 1853, in-8 de 10 pages. 75 c.

Catéchisme de médecine physiologique, ou Dialogue entre un savant et un médecin élève de Broussais. 1824, 1 vol. in-8. 5 fr.

CAUSIT. ***Etude sur les polypes du larynx chez les enfants,*** et en particulier sur les polypes congénitaux. 1867, in-8° de 162 pages avec 3 planches lithographiées. 3 fr. 50

CHAILLY ET GODIER. ***Précis de la rachidiorthosie,*** nouvelle méthode pour le redressement de la taille sans lits mécaniques ni opérations chirurgicales. 1842, in-8. 1 fr. 50

CHALLEMEL-LACOUR. ***La Philosophie individualiste.*** Étude sur Guillaume de Humboldt, 1864, 1 vol. in-18 de la *Bibliothèque de philosophie contemporaine.* 2 fr. 50

CHARCOT ET CORNIL. ***Contributions à l'étude des altérations anatomiques de la goutte,*** et spécialement du rein et des articulations chez les goutteux, 1864, in-8 de 30 pages avec planche. 1 fr. 50.

CHARMEIL. ***Recherches sur les métastases,*** suivies de nouvelles expériences sur la génération des os. 1821, 1 vol. in-8 avec 17 fig. 3 fr.

CHARPIGNON. ***Physiologie, médecine et métaphysique du magnétisme.*** 1848, 1 vol. in-8 de 480 pages. 6 fr.

CHARPIGNON. ***Considérations sur les maladies de la moelle épinière.*** 1860, in-8. 1 fr.

CHARPIGNON. ***Etudes sur la médecine animique*** et vitaliste. 1864, 1 vol. gr. in-8 de 192 pages. 4 fr.

CHASSAIGNAC. ***De la circulation veineuse.*** 1836, 1 vol. in-8. 3 fr.

CHAUFFARD. ***De la spontanéité et de la spécificité dans les maladies.*** 1867, 1 vol. in-18 de 232 pages. 3 fr.

CHAUSSIER. ***Considérations sur les convulsions qui attaquent les femmes enceintes.*** 2ᵉ édit., 1824. in-8, br. 1 fr. 25

CHERVIN. ***Examen des principes de l'administration en matière sanitaire,*** 1827, 1 vol. in-8. 2 fr.

CHEVALLIER (Paul). ***De la paralysie des nerfs vaso-moteurs*** dans l'hémiplégie. 1867, in-8 de 50 pages. 1 fr. 50

CHOMEL. ***Leçons de clinique médicale***, faites à l'Hôtel-Dieu de Paris, recueillies et publiées sous ses yeux par MM. les docteurs Genest, Requin et Sestier. 1834-1840, 3 vol. in-8. 21 fr.

CHRISTOPHE (de Toul). ***Traité théorique et pratique des maladies nerveuses*** avec leur traitement par la médecine chimique. 1854, in-12. 1 fr. 50

CLOQUET (H.). ***Osphrésiologie***, ou Traité des odeurs, du sens et des organes de l'olfaction, avec l'histoire détaillée des maladies du nez et des fosses nasales. 2ᵉ édit. 1821. 1 fort vol. in-8. 5 fr.

CLOQUET (J.). ***Mémoire sur la membrane pupillaire*** et sur la formation du petit cercle artériel de l'iris. 1818, in-8. 1 fr. 25

CLOQUET (J.). ***De l'influence des efforts sur les organes renfermés dans la cavité thoracique.*** 1820, in-8. 1 fr. 25

COLLIN. ***Du Traitement des affections pulmonaires par les inhalations sulfureuses de Saint-Honoré (Nièvre).*** 1864. In-8 de 111 pages. 2 fr. 50.

COMBE (George). ***Traité complet de phrénologie;*** traduit de l'anglais par le docteur Lebeau. 1844, 2 forts vol. avec fig. 12 fr.

COMMAILLE. ***Des aqueducs, des bains et des thermes*** dans l'antiquité romaine (construction et personnel). 1863, in-8 de 32 pages. 1 fr. 25

Conférences historiques de la Faculté de médecine faites pendant l'année 1865 (*Les chirurgiens érudits*, par M. Verneuil. — *Gui de Chauliac*, par M. Follin. — *Celse*, par M. Broca. — *Wurtzius*, par M. Trélat. — *Rioland*, par M. Lefort. — *Levret*, par M. Tarnier. — *Harvey*, par M. Béclard. — *Stahl*, par M. Lasègue. — *Jenner*, par M. Lorain. — *Jean de Vier* et les Sorciers, par M. Axenfeld. — *Laennec*, par M. Chauffard. — *Sylvius*, par M. Gubler. — *Stohl*, par M. Parrot), 1 vol. in-8. 6 fr.

COOPER (Astley). ***Œuvres chirurgicales***, traduit de l'anglais avec des notes, par E. Chassaignac et G. Richelot. 1837, 1 vol. in-8. 4 fr. 50

COQUEREL fils (Athanase). ***Des premières transformations historiques du christianisme,*** 1866, 1 vol. in-18 de la *Bibliothèque de philosophie contemporaine.* 2 fr. 50

COQUEREL fils (Athanase). ***Pourquoi la France n'est-elle pas protestante?*** Discours prononcé à Neuilly, le 1ᵉʳ novembre 1866, 2ᵉ édit., in-8. 1 fr.

COQUEREL fils (Athanase) ***La charité sans peur,*** sermon en faveur des victimes des inondations, prêché à Paris le 18 novembre 1866. In-8. 75 c.

CORNAZ. ***Des abnormités congénitales des yeux et de leurs annexes.*** 1848, in-8. 3 fr. 50

CORNIL. ***Mémoire sur les tumeurs épithéliales du col de l'utérus.*** 1865, in-8 de 68 pages avec 2 planches lith. 2 fr.

CORNIL. ***Contribution à l'histoire du développement histologique des tumeurs épithéliales*** (squirrhe, encéphaloïde, etc.), 1865, in-8 de 31 pages avec 4 planches. 2 fr.

CORNIL. ***Anatomie de la pustule de la variole et de la vésicule de la varicelle,*** 1866, in-8 de 10 pages. 50 c.

CORNIL ET HÉRARD. Voyez Hérard.

CORNIL ET CHARCOT. Voyez Charcot.

COSTE ET DELPECH. ***Recherches sur la génération des mammifères,*** suivies de recherches sur la formation des embryons. 1834, 1 vol. in-4, avec 9 fig. 12 fr.

COSTER. ***Manuel de médecine pratique basée sur l'expérience,*** suivi de deux tableaux synoptiques des empoisonnements. 1837, 1 vol. in-18. 3 fr. 50

COSTES. ***Histoire critique et philosophique*** de la *doctrine physiologique.* 1849, 1 vol. in-8. 6 fr.

COSTES. ***Réflexions sur le diabète sucré.*** 1846, in-8. 2 fr.

COSTES. ***Traitement de la fistule lacrymale.*** 1856, in-8. 2 fr.

COSTES. ***Étude comparative de l'action thérapeutique*** des diverses préparations du fer. 1854, in-8. 1 fr. 50

COSTES. ***Des tumeurs emphysémateuses du crâne.*** 1858, in-8. 1 fr. 50

COTTEREAU. ***Note sur les sangsues qui sont livrées au commerce.*** 1846, br. in-8. 1 fr. 50

COTTEREAU. ***Essais historiques sur les métaux*** que l'on rencontre quelquefois dans les corps organisés, avec la collaboration de M. Chevallier. 1849, in-8. 1 fr. 50

COTTEREAU. ***Notice sur l'application du chlore gazeux au traitement de la phthisie*** et sur un nouvel appareil. 75 c.

COTTEREAU. ***Des altérations de l'urine*** et des moyens physiques et chimiques pour les reconnaître. 1850, in-8. 1 fr. 50

COUDRET. ***Recherches médico-physiologiques sur l'électricité animale.*** 1837, 1 vol. in-8. 7 fr.

CRÊBESSAC-VERNET. ***Mémoire sur le principe fondamental de la thérapeutique,*** déduit de l'observation et de l'expérience. 1859, 1 vol. in-8. 1 fr. 50

CUVIER. ***Discours sur les révolutions de la surface du globe*** et sur les changements qu'elles ont produits dans le règne animal. 1840, 8e édition, 1 vol. in-18, avec 7 figures. 2 fr. 50

DALLY (N.). ***Notice sur la cinésie,*** ou l'Art du mouvement curatif dans ses rapports avec les mouvements naturels de l'organisme humain. 1862, in-8. 2 fr.

DAMASCHINO. ***Des différentes formes de la pneumonie aiguë chez les enfants*** 1867, in-8° de 154 pages. 3 fr. 50

DANCEL. ***De l'influence des voyages sur l'homme*** et sur ses maladies. 1846, 1 vol. in-8. 2 fr.

D'ASSIER (Adolphe). ***Physiologie du langage phonétique.*** 1868, 1 vol. in-18. 2 fr. 50

DE CANDOLLE. ***Organographie végétale,*** ou Description raisonnée des organes des plantes. 1844, 2 vol. in-8, avec 60 pl. représentant 422 fig. 12 fr.

DECÈS. ***Varices artérielles,*** et indications de leur traitement. 1857, in-4. 2 fr.

DECOUX. ***Mémoires et observations,*** contenant des recherches sur le hoquet, sur les phlegmasies aiguës, des considérations sur le croup, etc., etc. 1842, br. in-8. 1 fr. 50

DELACOUX. ***Éducation sanitaire des enfants.*** 2e édition, 1829, 1 volume in-8. 3 fr.

DELAFOND ET BOURGUIGNON. ***Pathologie et entomologie comparées de la psore*** des animaux domestiques et de l'homme (ouvrage couronné par l'Institut). 1862, 1 fort vol. in-4 de 700 pages avec 7 planches. 30 fr.

DELAUNAY. ***Conférence sur l'astronomie*** et en particulier sur le ralentissement du mouvement de rotation de la terre. 1866, brochure in-18 avec 14 fig. 50 c.

DELEAU. ***L'ouïe et la parole rendues à Honoré Trezel,*** sourd-muet de naissance, avec un rapport à l'Académie des sciences. 1825, in-8. 1 fr. 50

DELEAU. ***Recherches pratiques sur les maladies de l'oreille*** et sur le développement de l'ouïe et de la parole chez les sourds-muets. *Maladies de l'oreille moyenne.* 1838, 1 vol. in-8, fig. 8 fr.

DELEUZE. ***Instruction pratique sur le magnétisme animal,*** précédée d'une notice sur la vie et les ouvrages de l'auteur, et suivie d'une lettre d'un médecin étranger. 1853, 1 vol. in-12. 3 fr. 50

DELMAS (Paul). ***Mémoire sur l'anatomie et la pathologie du mamelon*** dans leurs rapports avec l'allaitement, 1860, in-8. 1 fr.

DELONDRE et BOUCHARDAT. ***Quinologie.*** Des quinquinas et des questions qui, dans l'état présent de la science et du commerce, s'y rattachent avec le plus d'actualité. 1854, 1 vol. gr. in-4, avec 23 pl. color. et 2 cartes. 40 fr.

DELPECH. ***Chirurgie clinique de Montpellier,*** ou Observations et réflexions tirées des travaux de chirurgie clinique de cette école. 1823-1828, 2 vol. in-4, fig. 25 fr.

DELVAILLE (Camille). ***Etudes sur l'histoire naturelle.*** Première série, contenant : Unité d'origine des races humaines ; de l'alimentation par la viande de cheval ; l'œuvre d'Étienne-Geoffroy Saint-Hilaire ; biographie scientifique du XVIIIe siècle ; les hommes à queue. 1862, 1 vol. in-18. 3 fr. 50

DELVAILLE (Camille). ***De la fièvre de lait,*** études critiques et cliniques. 1862, 1 vol. in-8 de 133 pages. 2 fr. 50

DELVAILLE (Camille). ***De l'exercice de la médecine***, nécessité de reviser les lois qui la régissent en France, précédé d'une lettre de M. Jules Simon. 1865, 1 vol. in-8 de 144 pages. 2 fr.

DE PUISAYE et LECONTE. ***Eaux d'Enghien***, au point de vue chimique et médical. 1853, 1 vol. in-8. 5 fr.

DESCHAMPS (d'Avallon). ***Manuel de pharmacie, et Art de formuler,*** contenant : 1° les principes élémentaires de pharmacie ; 2° des tableaux synoptiques : *a.* des substances médicamenteuses tirées des trois règnes, avec leurs doses et leurs modes d'administration ; *b.* des eaux minérales employées en médecine ; *c.* des substances incompatibles ; 3° les indications pratiques nécessaires pour composer de bonnes formules ; suivi d'un *Formulaire de toutes les préparations iodées* publiées jusqu'à ce jour, par M. Deschamps (d'Avallon), pharmacien de la maison impériale de Charenton. 1856, 1 vol. gr. in-18 avec 19 figures. 6 fr.

DESCHAMPS (d'Avallon). ***Manuel pratique d'analyse chimique.*** 1859, 2 vol. in-8 de 1034 pages, contenant, l'un l'*Analyse qualitative*, l'autre l'*Analyse quantitative*, avec 80 fig. intercalées dans le texte. 12 fr.

DESCHAMPS (d'Avallon). ***Compendium de pharmacie pratique*** comprenant une pharmacologie complète et méthodique précédée d'un traité sur les sciences naturelles, la géologie, la minéralogie, la zoologie, la botanique et suivi de notices sur l'art de préparer les substances employées en photographie, et enfin accompagnée d'un prix courant très-détaillé à l'usage des pharmaciens.

DESGENETTES. ***Histoire médicale de l'armée d'Orient.*** 1802, 1 vol. in-8. 5 fr.

DESMARRES. ***Traité théorique et pratique des maladies des yeux***, par M. le docteur L. A. Desmarres, professeur de clinique ophthalmologique, etc. 1854-1858, 2e édition, 3 forts volumes in-8 avec 205 figures intercalées dans le texte. 23 fr.

M. Desmarres a classé les maladies des yeux dans l'ordre anatomique, sans négliger cependant les signes que les diathèses impriment à la marche des maladies. Le livre est divisé en deux parties principales :

La *première* comprend les maladies de l'orbite (parties dures et parties molles), celles de l'appareil lacrymal, de la membrane semi-lunaire, de la caroncule lacrymale, enfin celles des paupières.

La *seconde partie*, qui occupe les IIe et IIIe volumes en entier, comprend, sous 14 chapitres, les maladies du globe de l'œil.

DESMARRES. ***Mémoire sur une méthode d'employer le nitrate d'argent dans quelques ophthalmies.*** 1842, in-8. 2 fr.

DESMARRES ET ROBIN. ***Description d'une espèce particulière de tumeurs de la chambre antérieure,*** qui a pour origine l'hypergenèse de quelques éléments de la cornée. 1855, in-8. 75 c.

DESPINE fils. ***Manuel de l'étranger aux eaux d'Aix en Savoie.*** 1850, 1 vol. 2 fr.

DESPRÉS (Arm.) et BOUCHUT. Voy. BOUCHUT.

DESPRÉS. ***Des divisions congénitales des lèvres,*** de la voûte et du voile du palais. 1842, in-8. 2 fr.

DESPRETZ. ***Traité élémentaire de physique*** (*ouvrage adopté par le Conseil de l'instruction publique*). 1836, 4e édit. 1 vol. in-8, et 17 pl. 10 fr.

DEVAY ET GUILLERMOND. ***Recherches nouvelles sur le principe actif de la ciguë*** (conicine) et de son mode d'application aux maladies cancéreuses et aux engorgements de la matrice et du sein. 2e édition, 1853, 1 vol. in-8. 3 fr.

DEVERGIE (Alphonse). ***Médecine légale théorique et pratique*** avec le texte et l'interprétation des lois relatives à la médecine légale, revus et annotés par M. Dehaussy de Robécourt, conseiller à la cour de cassation. 1852, 3e édit., 3 vol. in-8. 23 fr.

Le *premier* volume traite : 1° certificats, rapports et consultations médico-légales; 2° responsabilité médicale; 3° mariage; 4° séparation de corps; 5° grossesse; 6° avortement; 7° accouchement; 8° paternité, maternité, naissances précoces et tardives, superfétation; 9° supposition, substitution d'enfant; 10° infanticides; 11° attentats à la pudeur; 12° maladies simulées; 13° aliénation mentale.

Le *second* volume traite : 1° coups et blessures volontaires et involontaires; 2° mort subite; 3° mort apparente; 4° époque de la mort; 5° putréfaction cadavérique; 6° autopsie; 7° exhumations; 8° identité; 9° suicide; 10° asphyxie en général; 11° asphyxie par submersion; 12° pendaison et strangulation; 13° combustion spontanée.

Le *troisième* volume traite les empoisonnements et toutes les questions de chimie légale.

DEVERGIE (aîné). ***Recherches historiques et médicales sur l'origine, la nature et le traitement de la syphilis.*** In-8. 1 fr.

DEVERGIE (aîné). ***Notice sur le traitement simple antiphlogistique et rationnel des maladies vénériennes.*** 1835, in-8. 1 fr.

DEVERGIE (aîné). ***Incontinence d'urine et son traitement rationnel par la méthode des injections.*** 1840, 1 vol. in-8. 2 fr.

DEVERGIE (aîné). ***Catarrhe chronique.*** Faiblesse et paralysie de la vessie. 1840, 1 vol. in-8. 2 fr.

DEVERGIE (aîné). ***Lettres sur la syphilis.*** 1840-1841, br. in-8. 1 fr. 50

DEZEIMERIS. ***Lettres sur l'histoire de la médecine*** et sur la nécessité de l'enseignement de cette science, suivies de fragments sur l'histoire de la chirurgie, *amputation, bronchotomie, anévrysme, fractures en général.* 1838, 1 vol. in-8. 4 fr.

DONDERS. ***L'astigmatisme*** et les verres cylindriques, par Donders, professeur à l'université d'Utrecht; *traduit du hollandais* par le docteur H. DOR, médecin à Vevey. 1862, 1 vol. in-8 de 144 pages. 4 fr. 50

D'OROSZKO. ***Recherches sur l'homœopathie.*** 1839, 1 vol. in-8. 6 fr.

DOUBOVITSKI. ***Reproduction fidèle des discussions*** qui ont eu lieu sur la lithotripsie et la taille à l'Académie royale de médecine en 1835. 1838, 1 vol. in-8. 3 fr.

DRAPIEZ. ***Dictionnaire classique des sciences naturelles,*** contenant un choix des meilleurs articles puisés dans tous les dictionnaires qui ont traité des sciences; augmenté des travaux et découvertes effectués depuis leur publication. Bruxelles, 1837 à 1845, 10 vol. gr. in-8, avec 200 pl. color. 100 fr.

DUBOIS. ***Matière médicale indigène,*** ou Histoire des plantes médicinales qui croissent spontanément en France et en Belgique (ouvrage couronné par la Société de médecine de Marseille, en réponse à cette question : *Des ressources que la flore médicale indigène présente aux médecins de campagne*). 1848, 1 vol. in-8. 7 fr.

DUBOIS (d'Amiens). ***Philosophie médicale;*** Examen des doctrines de Cabanis et de Gall. 1845, 1 vol. in-8. 5 fr.

DUBOUCHET. ***Maladies des voies urinaires et des organes de la génération,*** contenant la rétention d'urine, les rétrécissements de l'urèthre, les maladies de la glande prostate, de la vessie, des testicules, des vésicules séminales et des conduits spermatiques, des reins et des uretères; la stérilité et l'impuissance; le diabète sucré ou glycosurie; la gravelle et les calculs de la vessie. 10e édition, 1851, 1 vol. in-8. 5 fr.

DUCHESNE-DUPARC. ***Nouvelle prosopalgie,*** ou Traité pratique des éruptions chroniques du visage (couperose, mentagre, taches, tumeurs vasculaires), etc. 1839, 1 vol. in-8. 3 fr.

DUPARCQUE. ***Traité des maladies de la matrice.*** 1839, 2 vol. in-8, 2e édition. 12 fr.

DUPIERRIS (Martial). ***Mémoire sur les rétrécissements organiques du canal de l'urèthre*** et sur l'emploi de nouveaux instruments de scarification et d'incision pour obtenir la cure radicale de cette maladie; 2e édition. 1847, 1 vol. in-8, avec 19 figures. 5 fr.

DU POTET. ***Traité complet de magnétisme,*** cours en douze leçons. 1856, 3e édition, 1 vol. de 634 pages. 7 fr.

DU POTET. ***Manuel de l'étudiant magnétiseur,*** ou Nouvelle instruction pratique sur le magnétisme, fondée sur *trente années* d'expérience et d'observations. 1867, 4e édition, 1 vol. grand in-18 (*sous presse*).

DUPRÉ. ***Discours d'adieu à ses élèves à l'ouverture de son cours*** (13 novembre 1865). 75 c.

DUPUYTREN. ***Leçons orales de clinique chirurgicale*** faites à l'Hôtel-Dieu de Paris, par le baron Dupuytren, chirurgien en chef, recueillies et publiées par MM. les docteurs Brierre de Boismont et Marx. 1839, 2e édition entièrement refondue, 6 volumes in-8. 14 fr.

DURAND (de Gros). ***Essais de physiologie philosophique.*** 1866, 1 vol. in-8. 8 fr.

DURAND-FARDEL. ***Traité thérapeutique des eaux minérales*** de France et de l'étranger, et de leur emploi dans les maladies chroniques. 2e édit., 1862, 1 vol. in-8 de 774 pages, avec carte coloriée. 9 fr.

DURAND-FARDEL. ***Traité pratique des maladies des vieillards.*** 1854, 1 fort vol. in-8 de 924 pages. 9 fr.

DURINGE. ***De l'homœopathie,*** ses avantages et ses dangers. 1834, 1 volume in-8. 4 fr. 50

DUVAL. ***Le docteur Rilliet*** et ses œuvres. 1861, brochure in-8. 1 fr.

EDWARDS (Milne) et **VAVASSEUR.** ***Nouveau Formulaire pratique des hôpitaux.*** 4e édit., revue, corrigée et augmentée, par M. Mialhe. 1841, 1 volume in-32. 3 fr. 50

ÉLIPHAS LÉVI. ***Dogme et rituel de la haute magie.*** 1861, 2e édit., 2 vol. in-8, avec 24 figures. 18 fr.

ÉLIPHAS LÉVI. ***Histoire de la magie,*** avec une exposition claire et précise de ses procédés, de ses rites et de ses mystères. 1860, 1 vol. in-8, avec 90 fig. 12 fr.

ÉLIPHAS LÉVI. ***La clef des grands mystères*** suivant Hénoch, Abraham, Hermès Trismégiste et Salomon. 1861, 1 vol. in-8, avec 22 planches. 12 fr.

ÉLIPHAS LÉVI. ***Philosophie occulte. Fables et symboles,*** avec leur explication où sont révélés les grands secrets de la direction du magnétisme universel et des principes fondamentaux du grand œuvre. 1863, 1 vol. in-8. 7 fr.

ÉLIPHAS LÉVI. ***La science des esprits,*** révélation du dogme secret des kabbalistes, esprit occulte des évangiles, appréciation des doctrines et des phénomènes spirites. 1865, in-8. 7 fr.

ETOC-DEMAZY. ***Recherches statistiques sur le suicide,*** appliquées à l'hygiène publique et à la médecine légale. 1844, 1 vol. in-8. 4 fr. 50.

FABRE. ***Dictionnaire des dictionnaires de médecine français et étrangers,*** avec un volume supplémentaire rédigé sous la direction du docteur Ambroise Tardieu. 1851, 9 vol. in-8. (*Voy. page* 3.) 45 fr.

FABRE. ***Choléra-morbus.*** Guide du médecin praticien dans la connaissance et le traitement de cette maladie, suivi d'un dictionnaire de thérapeutique et d'un formulaire spécial. 1854, 1 vol. in-8. 5 fr.

FABRE D'OLIVET. ***Notions sur le sens de l'ouïe en général*** et en particulier sur le développement de ce sens opéré chez Rodolphe Grivel, et chez plusieurs autres enfants sourds-muets de naissance. 2ᵉ édition augmentée. 1819, 1 vol. in-8. 2 fr.

FAU. ***Anatomie des formes du corps humain*** à l'usage des peintres et des sculpteurs. 1866, 1 vol. in-8 avec atlas, in-folio de 25 planches.
Prix, fig. noires. 20 fr.
— coloriées. 35 fr.

FERRAN. ***Examen de la physique au point de vue de la biologie.*** 1865, 1 vol. in-8, de 234 pages. 2 fr. 50

FERMOND. ***Monographie des sangsues médicinales,*** contenant la description, la reproduction, l'éducation, la conservation, les maladies, l'emploi, le dégorgement de ces annélides. 1854, 1 vol. in-8 de 520 pages, avec 30 figures. 6 fr.

FERMOND. ***Essai de phytomorphie,*** ou Étude des causes qui déterminent les principales formes végétales. T. Iᵉʳ, 1864, 1 vol. gr. in-8 de 644 pages avec 16 planches représentant plus de 250 fig. 15 fr.

FERMOND. ***Études comparées des feuilles*** dans les trois grands embranchements végétaux comprenant le principe de la trisection et les lois de leur formation et de leur composition, leur classification méthodique, l'explication rationnelle de certaines feuilles exceptionnelles, leur composition organographique et leur phytogénie. (*Extrait du tome II de l'Essai de phytomorphie.*) 1864, 1 vol. in-8 avec 13 pl. 10 fr.

FERMOND. ***Phytogénie,*** ou théorie mécanique de la végétation. 1867, 1 vol. gr. in-8 de 708 pages avec 5 planches. 12 fr.

FERRON (H. de). ***Théorie du progrès*** (Histoire de l'idée du progrès. — Vico. — Herder. — Turgot. — Condorcet. — Saint-Simon. — Réfutation du césarisme). 1867, 2 vol. in-18. 7 fr.

FIGUIER ET NANCE. ***Nouvelle Pharmacopée de Londres,*** ou Codex officiel d'Angleterre, traduction par MM. Figuier et Nance. 1841, 1 vol. in-32. 2 fr.

FLORIO. ***Description historique, théorique et pratique de l'ophthalmie purulente,*** observée de 1835 à 1839 dans l'hôpital militaire de Saint-Pétersbourg. 1841, 1 vol. in-8, avec 22 fig. col. 7 fr.

FORGET. ***Traité de l'entérite folliculeuse*** (fièvre typhoïde). 1841, 1 volume in-8. 4 fr.

FOSSATI. ***Manuel pratique de phrénologie,*** ou Physiologie du cerveau, d'après les doctrines de Gall, Spurzheim, etc. 1845, 1 vol. gr. in-18, avec 45 fig. 6 fr.

FOURCAULT. ***Causes générales des maladies chroniques,*** spécialement de la *phthisie pulmonaire*, avec l'exposé des recherches expérimentales sur les *fonctions de la peau*, suivies de l'hygiène des personnes prédisposées aux maladies chroniques et spécialement à la *phthisie pulmonaire*, ou moyens de prévenir le développement de ces affections. 1844, 1 vol. in-8. 7 fr.
On vend séparément l'*hygiène* des personnes prédisposées aux maladies chroniques et à la *phthisie pulmonaire*. 1844, 1 vol. in-8. 3 fr. 50

FOURCAULT. ***Du choléra épidémique.*** 1849, in-8, br. 2 fr.

FOURNIER. ***Études cliniques sur les douches oculaires et la glace appliquées au traitement des phlegmasies de l'œil.*** 1857, in-8. 2 fr.

FOVILLE. ***Déformation du crâne résultant de la méthode la plus générale de couvrir la tête des enfants.*** 1834, in-8 de 74 pages, avec 12 fig. 2 fr. 50

FOY. ***Traité de matière médicale et de thérapeutique,*** appliquée à chaqu maladie en particulier. 1843, 2 vol. in-8 de 1456 pages. 14 fr

FOY. ***Formulaire des médecins praticiens,*** contenant : 1° les formules des hôpitaux civils et militaires, français et étrangers ; 2° l'examen et l'interrogation de malades ; 3° un mémorial raisonné de thérapeutique ; 4° les secours à donner aux empoisonnés et aux asphyxiés ; 5° la classification des médicaments, d'après leur effets thérapeutiques ; 6° un tableau des substances incompatibles ; 7° l'art de formuler. 4ᵉ édition, 1844, 1 vol. in-18. 3 fr. 5

FOY. ***Manuel d'hygiène publique et privée,*** ou Histoire des moyens propre à conserver la santé et à perfectionner le physique et le moral de l'homme. 1845 1 vol. grand in-18. 4 fr. 5

FOY. ***Mémorial de thérapeutique à l'usage des médecins praticiens,*** contenant la médecine, la chirurgie, les accouchements. 1862, 1 vol. in-8 en deux parties, contenant 1250 pages. 14 fr

Cet ouvrage traite les maladies tant internes qu'externes. L'ordre suivi est l'ordre alphabétique c'est le plus simple et le plus commode. Chaque affection est décrite ainsi qu'il suit : 1° la définition ; 2° les symptômes très-brièvement ; 3° le traitement avec de nombreux détails et toutes le formules et prescriptions spéciales.

FOY. ***Choléra-morbus.*** Premiers secours à donner aux cholériques avant l'arrivé du médecin. 1849, 1 vol. in-18. 1 fr. 2

FRANC. ***Observations sur les rétrécissements de l'urèthre*** par cause traumatique et sur leur traitement. 1840, 1 vol. in-12. 1 fr. 5

FRANCK (Ad.). ***Philosophie du droit pénal.*** 1864, 1 vol. in-18 de la *Bibliothèque de philosophie contemporaine.* 2 fr. 5

FRANCK (Ad.). ***Philosophie du droit ecclésiastique.*** Des rapports de la religion et de l'État. 1864, 1 vol. in-18 de la *Bibliothèque de philosophie contemporaine.* 2 fr. 5

FRANCK (Ad). ***Philosophie du droit civil.*** 1867, 1 vol. in-18 de la *Bibliothèque de philosophie contemporaine.* (*Sous presse.*)

FRANCK (Ad.). ***La philosophie mystique au XVIIIᵉ siècle*** (Saint-Martin et don Pasqualis). 1866, in-18 de la *Bibliothèque de philosophie contemporaine.* 2 fr. 5

FRANCK (Joseph). ***Traité de pathologie interne,*** traduit du latin, par Bayle agrégé de la Faculté de médecine de Paris. 1838-1845, 6 vol. in-8. 20 f

FRANÇOIS. ***Essai sur les gangrènes spontanées.*** 1832, 1 vol. in-8. 6 f

FRANÇOIS. ***Réponse à la lettre de M. Didot*** sur les gangrènes spontanées. 185 in-8. 1 fr. 2

GAIRAL. ***Du strabisme.*** 1840, in-8. 2 fr. 5

GAIRAL. ***Amputation partielle de la main.*** 1833, in-8. 1 fr. 2

GALEZOWSKI. ***Observations cliniques sur les maladies des yeux.*** 186 brochure in-8. 1 fr. 2

GALEZOWSKI. ***De la pupille artificielle*** et de ses indications (clinique ophthalmologique de M. Desmarres). 1862, broch. in-8 de 55 pages. 1 fr. 2

GALEZOWSKI. ***Recherches ophthalmoscopiques sur les maladies de la rétine*** et du nerf optique. 1863, in-8 de 40 pages avec planches. 1 fr. 5

GALLOT. ***Recherches sur la teigne,*** suivies des moyens curatifs nouvellement employés pour la guérison de cette maladie. Paris, 1803, in-8 br. 2 f

GARNIER ***Dictionnaire annuel des progrès des sciences et institutions médicales,*** suite et complément de tous les dictionnaires, précédé d'une introduction par M. le docteur Amédée Latour. 1 vol. in-12 de 500 pages.

Prix de la 1ʳᵉ année 1864. 5 f

— 2ᵉ année 1865. 6 f

— 3ᵉ année 1866. 6 f

GARNIER et **WAHU.** Voyez Jamain et Wahu.

GARNIER (Adolphe). *De la morale dans l'antiquité*, précédé d'une introduction par M. Prévost-Paradol (de l'Académie française). 1865, in-18 de la *Bibliothèque de philosophie contemporaine*. 2 fr. 50

GASTÉ. *Abrégé de l'histoire de la médecine*, considérée comme science et comme art, dans ses progrès et son exercice, depuis son origine jusqu'au XIXe siècle. 1835, 1 vol. in-8. 4 fr.

GAUDET. *Recherches sur l'usage et les effets hygiéniques et thérapeutiques des bains de mer.* 3e édit. 1844, 1 vol. in-8. 6 fr.

GAULTIER DE CLAUBRY. *De l'identité du typhus et de la fièvre typhoïde.* 1844, 1 vol. in-8. 3 fr.

GAUSSAIL. *De la fièvre typhoïde*, de sa nature et de son traitement. Paris, 1839, in-8. 3 fr. 50

GAUTHIER. *Recherches historiques sur l'exercice de la médecine dans les temples*, chez les peuples de l'antiquité. 1844, 1 vol. in-12. 3 fr. 50

GAVARRET. *Des images par réflexion et par réfraction.* 1867, 1 vol. in-18 de 190 pages avec 80 figures intercalées dans le texte. 3 fr. 50

GAY-LUSSAC. *Cours de chimie professé à la Faculté des sciences.* Histoire des sels, la chimie végétale et animale. 1833, 2 vol. in-8. 7 fr.

GAY-LUSSAC. *Instruction sur l'essai des matières d'argent par la voie humide*; suivie des documents officiels relatifs à la rectification en France du mode d'essai des matières d'or et d'argent généralement suivi en Europe. 1829-1832, 2 vol. in-4 avec 48 fig. 10 fr.

GELEZ. *Histoire générale des membranes séreuses et synoviales*, des bourses muqueuses, des kystes, sous le rapport de leur structure, de leurs fonctions, de leurs affections et de leur traitement. 1845, 1 vol. in-8. 6 fr.

GELY. *Recherches sur l'emploi d'un nouveau procédé de suture contre les divisions de l'intestin*, et sur la possibilité de l'adossement de cet organe avec lui-même dans certaines blessures. 1844, in-8, avec 21 fig. 2 fr. 50

GELY. *Études sur le cathétérisme curviligne* et sur l'emploi d'une nouvelle sonde dans le cathétérisme évacuatif. 1 vol. in-4, avec 97 planches. 1862, 1 vol. in-4 de 175 pages, avec 101 figures. 7 fr.

GENDRIN. *De l'influence des âges sur les maladies.* 1840, in-8. 2 fr.

GENDRIN. *Traité philosophique de médecine pratique.* 1838-43. 3 volumes in-8. 21 fr.

GEOFFROY SAINT-HILAIRE. *Histoire naturelle des mammifères*, comprenant quelques vues préliminaires de l'histoire naturelle, et l'histoire des singes, des makis, des chauves-souris et de la taupe. 1834, 1 vol. in-8. 8 fr.

GINTRAC (E.). *De la méningite rhumatismale.* 1865, in-8 de 40 pages. 1 fr. 25

GINTRAC (E.). *Observations et recherches sur la cyanose ou maladie bleue.* Paris, 1824, 1 vol. in-8. 4 fr.

GINTRAC (E.). *Mémoires et observations de médecine clinique et d'anatomie pathologique.* 1830, 1 vol. in-8, fig. 4 fr.

GINTRAC (E.). *Cours théorique et clinique de pathologie interne et de thérapie médicale.* 1853-1859, 5 vol. gr. in-8. 35 fr.

— Les tomes IV et V se vendent séparément. 14 fr.

Dans les trois premiers volumes, l'auteur consacre d'abord un chapitre à des *notions préliminaires* sur les bases et l'origine de la médecine, puis [illegible] un *précis de Biologie* dans lequel il expose les phénomènes et les lois de l'organisme; enfin, il aborde *la pathologie et la thérapie générales*. Après avoir exposé les généralités de la pathologie et les généralités de la thérapie, l'auteur parle des maladies en général : 1° lésions congénitales, monstruosités; 2° lésions mécaniques, chimiques et toxiques; 3° lésions vitales et organiques.

Dans le IVe et le Ve volume, l'auteur traite les fièvres éruptives et exanthèmes aigus, et les maladies cutanées chroniques.

GINTRAC (E.). ***Recherches sur l'oblitération de la veine porte*** et sur les rapports de cette lésion avec le volume du foie et la sécrétion de la bile. 1856, in-8. 1 fr. 50

GINTRAC (E.). ***Note sur un monstre exencéphalien (pleurencéphale).*** 1856, in-8. 1 fr.

GINTRAC (E.). ***Étude anatomo-pathologique sur l'hydroméningocélie.*** 1860, in-8. 1 fr.

GINTRAC (E.). ***Considérations sur la cyclocéphalie.*** 1860, in-8. 1 fr.

GINTRAC (E.). ***Revue des maladies*** observées dans les salles de clinique interne de l'hôpital Saint-André de Bordeaux, pendant l'année 1823. In-8. 2 fr. 50

GINTRAC (E.). ***Fragments de médecine clinique*** et d'anatomie pathologique. 1841, 1 vol. in-8. 3 fr. 50

GINTRAC (Henri). ***Essai sur les tumeurs solides intra-thoraciques.*** 1845, in-4. 1 fr. 50

GINTRAC (Henri). ***De la pellagre*** dans le département de la Gironde. 1864, in-8 de 43 pages. 1 fr. 50

GIRAUD-TEULON. ***De l'œil,*** notions élémentaires sur la fonction de la vue et ses anomalies. 1867, 1 vol. in-18 avec figures. 2 fr.

GIRAUDEAU DE SAINT-GERVAIS. ***Guide pratique pour l'étude et le traitement des maladies de la peau.*** 1842, 1 vol. in-8, avec 30 fig. color. 6 fr.

GODINE. ***Éléments d'hygiène vétérinaire,*** suivis de recherches sur la morve, le cornage, la pousse et la cautérisation. 1815, 1 vol. in-8. 3 fr. 50

GOHIER. ***Nouvel appareil pour le traitement des fractures du col du fémur.*** 1835, in-8, avec 11 fig. 1 fr. 50

GONDRET. ***Mémoire sur le traitement de la cataracte.*** 1829, br. in-8. 2 fr.

GOUBERT. ***Manuel de l'art des autopsies cadavériques,*** surtout dans ses applications à l'anatomie pathologique, précédé d'une lettre de M. le professeur Bouillaud. 1867, in-18 de 520 pages avec 145 figures dans le texte. 6 fr.

GOYRAND. ***Mémoire sur la fracture par contre-coup de l'extrémité inférieure du radius.*** 1836, in-8, avec 14 fig. 1 fr. 50

GRÉHANT. ***Manuel de physique médicale,*** 1 vol. grand in-18 (*Sous presse*).

GRÉHANT. ***Tableaux d'analyse chimique*** conduisant à la détermination de la base et de l'acide d'un sel inorganique isolé, avec les couleurs caractéristiques des précipités. 1862, in-4, cart. 3 fr. 50

GRÉHANT. ***Recherches physiques sur la respiration de l'homme.*** 1864, in-8 de 46 pages, avec 1 planche. 1 fr. 50

GRODDECK. ***De la maladie démocratique,*** nouvelle espèce de folie, traduit de l'allemand. 1850, in-8, de 64 pag. 1 fr. 25

GUÉPIN. ***Suppression de la syphilis,*** pétition à la Chambre des députés. 1846, in-8. 1 fr. 50

GUÉPIN. ***L'œil et la vision ;*** étude physiologique. 1856, in-8. 1 fr. 50

GUÉPIN. ***Nouvelles études théoriques et cliniques sur les maladies des yeux,*** l'œil et la vision. 1er fascicule. 1857, in-8. 2 fr. 50

GUERBOIS. ***Des complications des plaies après les opérations,*** contenant le tétanos, la commotion, la douleur, la phlébite, l'érysipèle, etc. 1836, in-8. 2 fr. 50

GUILLOT (Natalis). ***La lésion, la maladie*** (thèse de concours pour la chaire de pathologie médicale). 1851, in-8. 2 fr. 50

GUINIER. ***Essai de pathologie et de clinique médicales,*** contenant des recherches spéciales sur la forme pernicieuse de la maladie des marais, la fièvre typhoïde, la diphthérie, la pneumonie, la thoracentèse chez les enfants, le carreau, etc. 1866. 1 fort vol. in-8. 8 fr.

GUISLAIN (J.). ***Traité sur l'aliénation mentale et sur les hospices des aliénés.*** Amsterdam, 1826, 2 vol. in-8, avec 12 pl. 10 fr.

HAMILTON. ***Observations sur les avantages et l'emploi des purgatifs dans plusieurs maladies,*** trad. de l'angl. par Lafisse. 1825, 1 vol. in-8. 3 fr. 50

HAMON. ***Essai sur les convulsions albuminuriques.*** 1860, in-8. 1 fr.

HAMON. ***Essai sur l'albuminurie*** liée à l'état de gestation. 1861, in-8. 1 fr. 25

HAMON. ***Note sur les bons effets de la cautérisation nitrique ponctuée*** dans certaines affections articulaires. 1860, in-8. 75 c.

HASENFELD. ***Eaux ferrugineuses thermales de Szliacs*** (en Hongrie). 1862, in-8 de 29 pages. 1 fr. 25

HATIN (Félix). ***De l'opération césarienne*** après la mort de la mère. 1861, broch. in-8. 50 c.

HÉBERT. ***Des substances alimentaires*** et des moyens d'en régler le choix et l'usage, pour conserver la santé, pour favoriser la guérison des maladies de longue durée et pour tirer parti de l'influence que l'alimentation peut exercer sur le caractère, l'intelligence et les passions. 1842, 1 vol. in-8 de 313 pages. 5 fr.

HÉMEY (Lucien). ***De la péritonite tuberculeuse.*** 1867, in-8 de 90 pages. 2 fr.

HÉMENT. ***Les Conférences du quai Malaquais.*** — Félix Hément, les *Mouvements de la mer et de l'atmosphère.* — Louis Jourdan, *Blanche de Castille.* — Ernest Morin, le *Cardinal de Retz et M. Vincent.* — Th. Sauvestre, *De l'éducation des femmes.* — Évariste Thévenin, *Histoire du théâtre en France.* — P. Vulpian, le *Budget de la famille et le budget de l'État,* 1re année 1864, 1 vol. in-12 de 172 pages. 1 fr. 50

HENRY (Ossian) père et fils. ***Traité pratique d'analyse chimique des eaux minérales*** potables et économiques, avec leurs principales applications à l'hygiène et à l'industrie. Considérations générales sur leur formation, leur thermalité, leur aménagement, etc. Fabrication des eaux minérales artificielles, etc. 1859, 1 vol. in-8 de 680 p. avec 131 fig. intercalées dans le texte. 12 fr.

HENRY fils (Ossian). ***Essai sur l'emploi médical et hygiénique des bains.*** 1855, in-4. 3 fr. 50

HENRY fils (Ossian). ***Des radicaux composés*** (thèse pour l'agrégation). In-8, 1860. 2 fr.

HÉRARD ET CORNIL. ***De la phthisie pulmonaire,*** étude anatomo-pathologique et clinique. 1867, 1 vol. in-8, avec fig. dans le texte et pl. coloriées. 10 fr.

HERNANDEZ. ***Essai sur le typhus,*** ou sur les fièvres dites malignes, putrides, bilieuses, muqueuses, jaunes, la peste. 1816, 1 vol. in-8. 3 fr.

HILDENBRAND. ***Manuel de clinique médicale,*** ou Principes de clinique interne, traduit du latin et augmenté d'une préface, de notes historiques, critiques, dogmatiques et pratiques, par Dupré. 1849, 1 vol. in-12. 3 fr. 50

HILLAIRET (J. E.). ***Notice sur l'empoisonnement par l'arsenic,*** sur l'emploi de l'appareil de Marsh et des autres moyens de doser ce toxique. 1847, br. in-8. 2 fr.

HILLEBRAND. ***La Prusse contemporaine et ses institutions.*** 1 vol. in-18 de la *Bibliothèque d'histoire contemporaine.* 3 fr. 50.

HOUEL. ***Manuel d'anatomie pathologique générale et appliquée,*** contenant le catalogue et la description des pièces déposées au musée Dupuytren. 2e édit., 1862, 1 vol. in-18, de 930 pages. 7 fr.

HOUEL. ***Des plaies et des ruptures de la vessie.*** (Concours pour l'agrégation en chirurgie.) 1857, in-8. 2 fr.

HOUEL. ***Mémoire sur l'encéphalocèle congénitale.*** 1859, in-8. 1 fr. 25

HUFELAND. ***Manuel de médecine pratique,*** fruit d'une expérience de cinquante ans, suivi de considérations pratiques sur la saignée, l'opium et les vomitifs, traduit de l'allemand par le docteur Jourdan, 2e édition corrigée et augmentée d'un Mémoire sur les fièvres nerveuses. 1848, 1 vol. in-8 de 750 pages. 8 fr.

HUMBOLDT (Guillaume de). ***Des limites de l'action de l'état***, traduit de l'allemand et précédé d'une introduction par M. Chrétien. 1 vol. in-8. 3 fr. 50

HUREAUX. ***L'art de se guérir*** et de prévenir les maladies avec certitude, enseigné par la nature. *Guide du malade* dans la pratique de la médecine naturelle éliminative. 1862, 1 vol. gr. in-8, de 160 pages. 3 fr. 50

HUTIN. ***Étude de la stérilité chez la femme*** (clinique de Plombières). 1859, in-8. 2 fr. 50

HUTIN. ***Guide des baigneurs aux eaux minérales de Plombières.*** 4ᵉ édit. 1856, 1 vol. in-18. 2 fr.

HUTIN. ***Examen pratique des maladies de matrice.*** 1 vol. in-8. 4 fr.

HYERNAUX. ***Traité pratique de l'art des accouchements***, avec figures. 1866, 1 vol. gr. in-8. 10 fr.

IMBERT. ***Traité pratique des maladies des femmes***, par F. Imbert, ex-chirurgien en chef de la Charité de Lyon. 1840, 1 vol. in-8. 6 fr.

ISAMBERT (E.). ***Études chimiques, physiologiques et cliniques sur l'emploi thérapeutique du chlorate de potasse***, spécialement dans les affections diphthéritiques (croup, angine couenneuse, etc.). 1856, 1 vol. in-8. 2 fr. 50

ISAMBERT (E.). ***Parallèle des maladies générales et des maladies locales.*** 1866, in-8. 3 fr.

JAMAIN. ***Nouveau Traité élémentaire d'anatomie descriptive et de préparations anatomiques***, par M. le docteur Jamain, chirurgien des hôpitaux. 3ᵉ édition 1867, 1 vol. grand in-18 de 900 pages avec 223 fig. intercalées dans le texte. 12 fr.

Avec figures coloriées. 40 fr.

JAMAIN. ***Manuel de petite chirurgie*** contenant les pansements, les médicaments topiques, les bandages, les appareils de fractures, etc. 1864, 4ᵉ édition, refondue. 1 vol. gr. in-18 de 716 pages, avec 344 fig. 7 fr.

JAMAIN. ***Manuel de pathologie et de clinique chirurgicales.*** 1867, 2ᵉ édit., 2 vol. in-18. 14 fr.

JAMAIN. ***De l'exstrophie ou extroversion de la vessie.*** 1845, in-4. 1 fr. 50

JAMAIN. ***De l'hématocèle du scrotum.*** 1853, in-8. 2 fr. 50

JAMAIN. ***Archives d'ophthalmologie***, comprenant les travaux les plus importants sur l'anatomie, la physiologie, la pathologie, la thérapeutique et l'hygiène de l'appareil de la vision. 1853-1856, 6 vol. in-8, fig. 20 fr.

JAMAIN. ***Des plaies du cœur*** (thèse d'agrégation). 1857, in-8. 2 fr.

JAMAIN ET WAHU. ***Annuaire de médecine et de chirurgie pratiques***, de 1846 à 1866, résumé des travaux pratiques les plus importants publiés en France et à l'étranger de 1845 à 1865. 21 vol. gr. in-32. Chaque. 1 fr. 25

JANET (Paul). ***Le matérialisme contemporain***, examen du système du docteur Büchner. 1864, 1 vol. in-18 de la *Bibliothèque de philosophie contemporaine.* 2 fr. 50

JANET (Paul). ***La crise philosophique*** : MM. Taine, Renan, Littré, Vacherot. 1865, 1 vol. in-18 de la *Bibliothèque de philosophie contemporaine.* 2 fr. 50

JANET (Paul). ***Le cerveau et la pensée.*** 1867, 1 vol. in-18 de la *Bibliothèque de philosophie contemporaine.* 2 fr. 50

JARJAVAY. ***De l'influence des efforts sur la production des maladies chirurgicales.*** 1847, in-8 de 72 pages. 2 fr.

JEANNEL (J.). ***Excursion en Circassie.*** 1856, in-12. 1 fr. 50

JEANNEL (J.). ***Remarques critiques sur la classification de l'homme*** en histoire naturelle et sur la limite de l'espèce humaine. 1859, in-8. 1 fr.

JENNER. ***De la non-identité du typhus et de la fièvre typhoïde,*** ou Recherches sur le typhus, la fièvre typhoïde, la fièvre à rechute (*Relapsing fever*) et la fièvre simple continue (*febricula*), traduit par M. le docteur Verhaeghe, chirurgien de l'hôpital civil d'Ostende. 1852-1853, 2 vol. in-8. 7 fr.

JOBERT (de Lamballe). ***Traité théorique et pratique des maladies chirurgicales du canal intestinal.*** 1829, 2 vol. in-8. 6 fr.

JOLY. ***La génération spontanée.*** Conférence faite à Paris le 1er mars 1865. 50 c.

JORDAN (Joseph). ***Traitement des pseudarthroses par l'autoplastie périostique.*** 1860, 1 vol. in-4, avec 3 pl. 3 fr. 50

JOSAT. ***De la mort et de ses caractères,*** nécessité de reviser la législation des décès pour prévenir les inhumations précipitées; ouvrage entrepris sous les auspices du gouvernement et couronné par l'Institut. 1854, 1 vol. in-8. 7 fr.

JOSAT. ***Recherches historiques sur l'épilepsie.*** 1856, in-8. 2 fr.

JOUOT (Philibert). ***De l'amaurose au point de vue pratique.*** 1850, br. in-8. 2 fr.

Journal de l'anatomie et de la physiologie normales et pathologiques, etc., dirigé par M. le professeur Ch. Robin. Voy. page 16.

JULIA DE FONTENELLE. ***Recherches médico-légales sur l'incertitude des signes de la mort,*** les dangers d'inhumations précipitées, les moyens de constater les décès et de rappeler à la vie ceux qui sont en état de mort apparente. 1834, 1 vol. in-8. 3 fr. 50

KANT. ***Éléments métaphysiques de la doctrine du droit,*** suivi d'un essai philosophique sur la paix perpétuelle, traduit de l'allemand par M. Jules Barni. 1854, 1 vol. in-8.

KANT. ***Éléments métaphysiques de la doctrine de la vertu,*** suivi d'un traité de pédagogie, etc., traduit de l'allemand par M. Jules Barni, avec une introduction analytique. 1855, 1 vol. in-8. 8 fr.

KRAMER. ***Traité pratique des maladies de l'oreille,*** traduit de l'allemand, avec des notes, par M. le docteur Menière, médecin de l'Institution impériale des sourds-muets de Paris. 1848, 1 vol. in-8 de 544 pages avec 5 fig. 7 fr.

LABAT. ***Considérations pratiques sur la chlorose.*** 1833, in-8. 1 fr.

LABAT. ***De la fissure à l'anus*** et de sa cure radicale par le moyen du sphinctérotome, in-8. 1 fr.

LABAT. ***De la cyanose,*** ou Des affections diverses dans lesquelles la peau présente une coloration bleue. 1833, in-8. 1 fr.

LA BEAUME. ***Du galvanisme appliqué à la médecine,*** traduit par Fabré-Palaprat. 1828, 1 vol. in-8. 3 fr. 50

LACHAISE. ***Précis physiologique sur les courbures de la colonne vertébrale.*** 1827, 1 vol. in-8, avec 6 planches. 3 fr.

LACROIX (E.). ***Des érysipèles.*** 1847, in-4. 1 fr. 50

LACROIX (E.). ***Antéversion et rétroversion de l'utérus.*** 1844, in-8. 3 fr. 50

LAFONTAINE. ***L'art de magnétiser,*** ou le magnétisme animal considéré sous les points de vue théorique, pratique et thérapeutique. 1860, 3e édit., 1 vol. in-8, avec fig. 5 fr.

LAFONTAINE. ***Mémoires d'un magnétiseur.*** 1866, 2 vol. in-18. 7 fr.

Avec le portrait de l'auteur. 8 fr.

LALA. ***Quelques considérations sur les affections appartenant ou se rattachant à la famille des cancers.*** 1861, br. in-8. 1 fr. 50

LANDOUZY. ***Mémoire sur l'épidémie de typhus carcéral qui a régné à Reims en 1839 et 1840.*** 1842, in-8. 2 fr.

LANDOUZY. ***Mémoire sur les procédés acoustiques de l'auscultation*** et sur un nouveau mode de stéthoscopie. 1841, in-8. 1 fr. 25

LANGLOIS. ***L'homme et la révolution.*** Huit études dédiées à P. J. Proudhon. 1867, 2 vol. in-18. 7 fr.

LANOIX. ***Étude sur la vaccination animale.*** 1866, in-8 de 56 pages. 2 fr.

LARTIGUE. ***De l'angine de poitrine*** (couronné par la Société de médecine de Bordeaux). 1846, 1 vol. in-12. 2 fr. 50

LATERRADE. ***Code expliqué des pharmaciens,*** ou Commentaires sur les lois et la jurisprudence en matière pharmaceutique. 1834, 1 vol. in-18. 3 fr. 50

LAUGEL (Auguste). ***Les problèmes de la nature.*** 1864, 1 vol. in-18 de la *Bibliothèque de philosophie contemporaine.* 2 fr. 50

LAUGEL (Auguste). ***Les problèmes de la vie.*** 1867, 1 vol. in-18 de la *Bibliothèque de philosophie contemporaine.* 2 fr. 50

LAUGEL (Auguste). ***Les problèmes de l'âme.*** 1868, 1 vol. in-18 de la *Bibliothèque de philosophie contemporaine.* 2 fr. 50

LAUGEL (Auguste). ***Les États-Unis pendant la guerre*** (1861-1865). Souvenirs personnels, 1 vol. in-18 faisant partie de la *Bibliothèque d'histoire contemporaine.* 3 fr. 50

LAUGEL (Auguste). ***La voix, l'oreille et la musique.*** 1 vol. in-18 de la *Bibliothèque de philosophie contemporaine.* 2 fr. 50

LAUGIER. ***Des cals difformes et des opérations qu'ils réclament*** (thèse de concours). 1841, in-8, fig. 2 fr. 50

LAWRENCE. ***Traité pratique sur les maladies des yeux,*** traduit de l'anglais avec des notes, et suivi d'un précis de l'anatomie pathologique de l'œil, par le docteur Billard (d'Angers). 1830, 1 vol. in-8. 2 fr. 50

LEBLAIS (Alph.). ***Matérialisme et spiritualisme,*** étude de la philosophie positive précédée d'une préface par M. Littré (de l'Institut). 1865, 1 vol. in-18 de la *Bibliothèque de philosophie contemporaine.* 2 fr. 50

LEBLANC. ***Traité des maladies des yeux,*** observées sur les principaux animaux domestiques, principalement le cheval; contenant les moyens de les prévenir et de les guérir. 1824, 1 vol. in-8. 7 fr.

LEBRET. ***Mémoire sur le scorbut de l'armée d'Orient,*** observé et traité à l'hôpital thermal de Balaruc (Hérault). 1857, in-8. 1 fr. 50

LECANU. ***Études chimiques sur le sang humain.*** 1837, thèse in-4. 2 fr. 50

LEFÈVRE. ***De l'asthme,*** recherches sur la nature, les causes et le traitement de cette maladie. 1847, in-8. 2 fr. 50

LE GENDRE. ***Développement et structure du système glandulaire.*** (Concours d'agrégation). 1856, in-8, fig. 2 fr.

LE GENDRE. ***De la valeur comparée des différentes méthodes de traitement des fractures.*** (Concours d'agrégation.) 1857, in-8. 1 fr. 50

LEGOUAS. ***Nouveaux principes de chirurgie,*** ou Éléments de zoonomie, d'anatomie et de physiologie, d'hygiène, de pathologie générale, de pathologie chirurgicale, de matière médicale et de médecine opératoire, 6e édit. 1836, 1 vol. in-8. 3 fr. 50

LEGRAND. ***De l'analogie et des différences entre les tubercules et les scrofules.*** 1849, 1 vol. in-8. 5 fr.

LEGRAND. ***De l'action des préparations d'or sur notre économie*** et plus spécialement sur les organes de la digestion et de la nutrition. 1849, in-8. 2 fr.

LEMAIRE (Jules). ***Du coaltar saponiné,*** désinfectant énergique, arrêtant les fermentations. De ses applications à l'hygiène, à la thérapeutique, à l'histoire naturelle. 1860, in-8. 2 fr.

LEMAIRE (Jules). ***De l'acide phénique,*** de son action sur les végétaux, les animaux, les ferments, les venins, les virus, les miasmes, et de ses applications à l'industrie, à l'hygiène, aux sciences anatomique et thérapeutique. 1865, 2e édition, 1 vol. gr. in-18. 6 fr.

LEMBERT. ***Essai sur la méthode endermique.*** 1828, in-8. 2 fr.

LEMOINE (Albert). ***Le vitalisme et l'animisme de Stahl.*** 1864, 1 vol. in-18 de la *Bibliothèque de philosophie contemporaine.* 2 fr. 50

LEMOINE (Albert). ***De la physionomie et de la parole.*** 1865, 1 vol. in-18 de la *Bibliothèque de philosophie contemporaine.* 2 fr. 50

LEPELLETIER (de la Sarthe). ***Traité de l'érysipèle*** et des différentes variétés qu'il peut offrir. 1836, 1 vol. in-8. 4 fr. 50

LEPELLETIER (de la Sarthe). ***Traité complet sur la maladie scrofuleuse*** et les différentes variétés qu'elle peut offrir. 1830, 1 vol. in-8. 7 fr.

LEPELLETIER (de la Sarthe). ***De l'emploi du tartre stibié à haute dose*** dans le traitement des maladies en général, dans celui de la pneumonie et du rhumatisme en particulier. 1835, 1 vol. in-8, de 224 pages. 3 fr. 50

LEPORT. ***Guide pratique pour bien exécuter, bien réussir et mener à bonne fin l'opération de la cataracte par extraction supérieure.*** 1 vol. in-12, 1860. 3 fr.

LEREBOURS. ***Avis aux mères qui veulent nourrir leurs enfants.*** 5e édition corrigée. An VII, 1 vol. in-18. 1 fr. 50

LERICHE. ***De la surdité*** et de quelques nouveaux moyens pour constater et guérir cette maladie. 2e édition, 1864, 1 vol. in-8 de 92 pages. 2 fr.

LETOURNEAU. ***Physiologie des passions.*** 1868, 1 vol. in-18 de la *Bibliothèque de philosophie contemporaine.* 2 fr. 50

LEVALLOIS (Jules). ***Déisme et christianisme.*** 1866, 1 vol. in-18 de la *Bibliothèque de philosophie contemporaine.* 2 fr. 50

LÉVEILLÉ. ***Histoire de la folie des ivrognes.*** 1830, 1 vol. in-8. 6 fr.

LÉVÊQUE (Charles). ***Le spiritualisme dans l'art.*** 1864, 1 vol. in-18 de la *Bibliothèque de philosophie contemporaine.* 2 fr. 50

LÉVÊQUE (Charles). ***La science de l'invisible,*** 1 vol. in 18 de *Bibliothèque de philosophie contemporaine* 2 fr. 50

Sir **G. CORNEWALL LEWIS.** ***Quelle est la meilleure forme de gouvernement?*** Ouvrage traduit de l'anglais; précédé d'une Étude sur la vie et les travaux de l'auteur, par M. Mervoyer, docteur ès lettres. 1867, 1 vol. in-8. 3 fr. 50

Sir **G. CORNEWALL LEWIS.** ***Histoire gouvernementale de l'Angleterre.*** Voy. page 3, *Bibliothèque d'histoire contemporaine.*

LÉVÊQUE (Charles). ***La science de l'invisible,*** études de théodicée et de psychologie. 1865, 1 vol. in-18 de la *Bibliothèque de philosophie contemporaine.* 2 fr. 50

LEYDIG. ***Traité d'histologie comparée de l'homme et des animaux,*** traduit de l'allemand par M. le docteur Lahillonne. 1 fort vol. in-8 avec 200 figures dans le texte. 1866. 15 fr.

LHÉRITIER. ***Du rhumatisme et de son traitement par les eaux thermo-minérales de Plombières.*** 1853, 1 vol. in-8. 5 fr.

LHÉRITIER. ***Des paralysies et de leur traitement par les eaux thermo-minérales de Plombières.*** 1854, 1 vol. in-8. 5 fr.

LHÉRITIER ET HENRY. ***Hydrologie de Plombières.*** 1855, 1 vol. in-8. 3 fr. 50

LIBES. ***Dictionnaire de physique.*** 1806, 3 vol. in-8 et atlas. 16 fr.

LIEBIG. ***Le développement des idées dans les sciences naturelles,*** études philocopiques. 1867, in-8 de 42 pages. 1 fr. 25

LIEBREICH (Richard). ***Atlas d'ophthalmoscopie*** représentant l'état normal et les modifications pathologiques du fond de l'œil, visibles à l'ophthalmoscope, composé de 12 planches contenant 57 figures tirées en chromo-lithographie, accompagnées d'un texte explicatif et dessinées d'après nature par le docteur Liebreich (de Berlin). 1866, 1 vol. in-folio. 50 fr.
Texte italien de cet atlas. 3 fr. 50

LISFRANC. ***Des diverses méthodes et des différents procédés pour l'oblitération des artères dans le traitement des anévrysmes.*** 1834, 1 vol. in-8. 3 fr. 50

LISFRANC. ***Maladies de l'utérus,*** d'après les leçons cliniques faites à l'hôpital de la Pitié, par M. le docteur Pauly. Paris, 1836, 1 vol. in-8. 6 fr.

LISFRANC. ***Précis de médecine opératoire.*** 1846-1847, 3 vol. in 8. 10 fr.

LOEWENBERG. ***La lame spirale du limaçon de l'oreille*** de l'homme et des mammifères. 1867, 1 in-8 de 48 pages. 2 fr.

LONGET. ***Mouvement circulaire de la matière dans les trois règnes,*** tableaux comprenant un aperçu des fonctions nutritives dans les êtres organisés, avec figures coloriées ; cartonné. 1866. 7 fr.

LUBANSKI. ***Guide du poitrinaire*** et de celui qui ne veut pas le devenir. 1861, 1 vol. in-18. 2 fr.

LUBBOCK. ***L'homme avant l'histoire,*** étudié d'après les monuments et les costumes retrouvés dans les différents pays de l'Europe, suivi d'une description comparée des mœurs des sauvages modernes, traduit de l'anglais par M. Ed. Barbier, avec 156 figures intercalées dans le texte. 1867, 1 beau vol. in-8, prix broché. 15 fr.
Relié en demi-maroquin avec nerfs. 18 fr.

LUGOL. ***Recherches et observations sur les causes des maladies scrofuleuses.*** 1844, 1 vol. in-8. 5 fr.

LUSARDI. ***Ophthalmie contagieuse.*** 1831, in-8. 2 fr. 50

LUSARDI. ***Essai physiologique sur l'iris, la rétine et les nerfs de l'œil.*** 1831, in-8. 2 fr. 50

MACARIO. ***Traitement moral de la folie.*** 1843, in-4. 1 fr. 50

MACARIO. ***Du sommeil, des rêves et du somnambulisme*** dans l'état de santé et de maladie, précédé d'une lettre de M. le docteur Cerise. 1857, 1 vol. in-8. 5 fr.

MACARIO. ***Des paralysies dynamiques ou nerveuses.*** 1859, in-8. 2 fr. 50

MACARIO. ***Leçons sur l'hydrothérapie,*** professées à l'École pratique de médecine de Paris. 1860, 2e édit. 1 vol. in-18. 2 fr.

MACARIO. ***De l'influence médicatrice du climat de Nice,*** ou Guide des malades dans cette ville. 2e édit., 1862, 1 vol. in-18. 2 fr.

MACARIO. ***Du rhumatisme et de la diathèse rhumatismale.*** 1867, in-8 de 192 pages. 3 fr.

MAGENDIE. ***Formulaire pour la préparation et l'emploi de plusieurs nouveaux médicaments.*** 9e édit., 1836, 1 vol. in-12. 3 fr. 50

MAHEUX. ***Traité de la stérilité*** chez la femme considérée particulièrement sous le rapport de ses causes et de son traitement. 1864, 1 vol. gr. in-18. 2 fr. 50

MAHON. ***Médecine légale et police médicale,*** avec des notes par Fautrel. 1811, 3 vol. in-8. 7 fr.

MAISONABE. ***Orthopédie clinique sur les difformités dans l'espèce humaine,*** accompagnée de mémoires. 1834, 2 vol. in-8, fig. 7 fr.

MALGAIGNE. ***Manuel de médecine opératoire.*** 7e édit., 1861, 1 vol. grand-in-18. 7 fr.
Cette édition a été enrichie de nombreuses statistiques des résultats des opérations, et a été complétement refondue.

MANDON. ***Histoire critique de la folie instantanée, temporaire, instinctive,*** ou Étude philosophique, physiologique et légale des rapports de la volonté avec l'intelligence, pour apprécier la responsabilité des fous instinctifs, des suicides et des criminels. 1862, 1 vol. in-8, de 212 pages. 3 fr. 50

MANDON. ***De la fièvre typhoïde,*** nouvelles considérations historiques, philosophiques et pratiques sur sa nature, ses causes et son traitement. 1864, 1 vol. in-8 de 412 pages. 6 fr.

MANEC. ***Recherches anatomico-pathologiques sur la hernie crurale.*** Paris, 1826, in-4, fig. 2 fr. 50

MANUEL. ***Essai sur l'organisation du service médical en France.*** 1861, 1 vol. in-8. 6 fr.

MARCHESSAUX. ***Manuel d'anatomie générale,*** histologie et organogénie de l'homme. 1844, 1 vol, gr. in-18. 3 fr. 50

MAREY. ***Du mouvement dans les fonctions de la vie,*** cours professé au Collége de France pendant l'année 1867. 1 vol. in-8 avec 200 figures dans le texte. 12 fr.

MARTIN (Joseph). ***Histoire pratique des sangsues.*** 1845, 1 vol. in-8. 3 fr. 50

MARTIN (de Tonneins). ***De la fièvre typhoïde*** dans ses rapports avec l'état puerpéral. 1860, br. in-8, de 28 pages. 75 c.

MARTIN (V.). ***Manuel d'hygiène à l'usage des Européens qui viennent s'établir en Algérie.*** 1847, 1 vol. in-8. 3 fr. 50

MARTIN ET **FOLEY**. ***Histoire statistique de la colonisation algérienne*** au point de vue du peuplement et de l'hygiène. 1851, 1 vol. in-8. 6 fr.

MARTIN SAINT-ANGE. ***Circulation du sang chez le fœtus de l'homme.*** 2e éd. augmentée. 1837, in-4 avec 15 fig. col. 2 fr. 50

MARTINET. ***Manuel de clinique médicale,*** contenant la manière d'observer en médecine. 3e édition, 1837, 1 vol. in-18. 4 fr. 50

MARX (Edmond). ***Des accidents fébriles à forme intermittente et des phlegmasies à siége spécial qui suivent les opérations pratiquées sur le canal de l'urèthre.*** 1861, br. in-8. 2 fr. 50

MARX (Edmond). ***De la fièvre typhoïde.*** 1864, in-8 de 86 pages. 3 fr.

MAUNOURY ET **SALMON.** ***Manuel de l'art des accouchements,*** précédé d'une description abrégée des fonctions et des organes du corps humain, et suivi d'un exposé sommaire des opérations de petite chirurgie les plus usitées, à l'usage des élèves sages-femmes qui suivent les cours départementaux. 1861, 2e édition, corrigée et augmentée. 1 vol. in-8, avec 32 fig. 7 fr.

MAURY. ***Traité complet de l'art du dentiste d'après l'état actuel des connaissances,*** 3e édition, mise au courant de la science, avec des notes, par P. Gresset. 1841, 1 vol. in-8 et atlas in-8, de 42 pl. représentant 407 fig. 12 fr.

MAZIER. ***Hygiène des enfants*** contenant la manière de les gouverner et de les préserver de plusieurs maladies, particulièrement du croup. 1842, 1 vol. in-12. 2 fr.

La médecine à l'Exposition universelle de 1867. Guide-Catalogue contenant la description des instruments de physique et de chirurgie, les plans d'hôpitaux modèles et d'asiles d'aliénés, et le détail de tous les objets exposés par la Société internationale des secours aux blessés militaires des armées de terre et de mer. *Ouvrage publié par la Société médicale allemande de Paris.* 1 vol. in-18. 1 fr. 50

Mémoire de la Société médicale d'émulation. 1798-1826, 9 vol. in-8. 30 fr.

Mémoires et prix de l'Académie royale de chirurgie. 1819, 12 vol. in-8, fig. 35 fr.

MENIÈRE. ***Traité des maladies de l'oreille.*** (Voy. Kramer.)

MENIÈRE. ***De la guérison de la surdi-mutité et de l'éducation des sourds-muets;*** exposé de la discussion qui a lieu à l'Académie impériale de médecine, avec notes critiques, réflexions, additions, et un résumé général. 1855, 1 volume in-8. 5 fr.

MENIÈRE. ***Études médicales sur les poëtes latins.*** 1858, 1 vol. in-8. 6 fr.

MENIÈRE. ***Cicéron médecin,*** étude médico-littéraire. 1862, 1 vol. in-18. 4 fr. 50

MENIÈRE. ***Les consultations de madame de Sévigné,*** étude médico-littéraire. 1864, 1 vol. in-8. 3 fr.

MÉRAT. ***Nouvelle flore des environs de Paris,*** suivant la méthode naturelle, avec l'indication des vertus des plantes usitées en médecine. 4e édition. 1836, 2 vol. in-18. 7 fr.

MERVOYER. ***Études sur l'association des idées.*** 1864, 1 vol. 6 fr.

MESTRE. ***Essai sur l'éléphantiasis des Arabes,*** observé en Algérie. 1864, in-8 de 104 pages avec 5 planches lith. 3 fr. 50

MEUNIER (Victor). ***Science et démocratie.*** 1865-1866, 2 vol. in-18 de la *Bibliothèque d'histoire contemporaine.* 7 fr. 50

MEUNIER (Victor). ***La science et les savants en 1864,*** première année. 1 vol. in-18 de 360 pages. 3 fr. 50

MEUNIER (Victor). ***La science et les savants en 1865*** (premier semestre), 2e année. 1 vol. in-18 de 360 pages. 3 fr. 50

MEUNIER (Victor). ***La science et les savants en 1865*** (second semestre), 2e année. 1 vol. in-18 de 360 pages. 3 fr. 50

MEUNIER (Victor). ***La science et les savants en 1866,*** troisième année. 1 vol. in-18 de 400 pages. 3 fr. 50

MEUNIER (Victor). ***La science et les savants en 1867,*** quatrième année. 1 vol. in-8 de 400 pages. 3 fr. 50

MICHON. ***Des tumeurs synoviales de la partie inférieure de l'avant-bras,*** de la face palmaire du poignet et de la main. 1851, 1 vol. in-8, 13 fig. 3 fr. 50

MIGNOT (Paul de). ***Notes et observations pratiques sur la dysenterie*** et la cholérine ; formules ; etc. 1847, br. in-8. 1 fr.

MILSAND. ***L'Esthétique anglaise.*** Étude sur John Ruskin. 1 vol. in-18 de la *Bibliothèque de philosophie contemporaine.* 2 fr. 50

MILSAND. ***Le code et la liberté.*** Liberté du mariage, liberté des testaments. 1865, in-8. 2 fr.

MIRAULT. ***Traité pratique de l'œil artificiel.*** 1818, 1 vol. in-8, avec 23 fig. 3 fr.

MIQUEL. ***Lettres médicales d'un vétéran de l'Ecole de Bretonneau à M. le professeur Trousseau,*** pour mettre un terme à des erreurs relatives aux maladies éruptives et à la spécificité. 1867, 1 vol. in-8 de 440 pages. 7 f.

MIRON. ***De la séparation du spirituel et du temporel.*** 1866, 1 vol. in-18 de 470 pages. 3 fr. 50

MOLÉON (DE). ***Rapports sur les travaux du conseil de salubrité*** de la ville de Paris de 1802 à 1840. 2 vol. in-8. 10 fr.

MOLESCHOTT (J.). ***La circulation de la vie,*** lettres sur la physiologie en réponse aux Lettres sur la chimie de Liebig, traduit de l'allemand par M. le docteur Cazelles, 1865, 1 vol. in-18 de la *Bibliothèque de philosophie contemporaine.* 5 fr.

MORDRET (Ambr.). ***État actuel de la vaccine considérée au point de vue pratique et théorique,*** et dans ses rapports avec les maladies et la longévité (couronné par l'Académie de médecine de Madrid). 1854, in-8 de 160 pages. 2 fr.

MOREAU. ***Atlas de 60 planches sur l'art des accouchements.*** Ces planches, exécutées d'après nature, par M. Émile Beau, sur les préparations anatomiques du docteur Jacquemier, ancien interne de la maison d'accouchements de Paris, sont destinées à servir de complément à tous les traités d'accouchements.

Prix de l'atlas complet et cartonné, fig. noires. 25 fr.

— — fig. coloriées. 60 fr.

MOREAU. ***Novisimas demostraciones acerca del arte de los partos,*** obra que sirve de complemento a todos los tratados de partos, y que contiene 60 hermosas laminas en folio, con un testo explicativo. Traduccion castellana por D. Antonio Sanchez de Bustamante. 1846, figures noires. 25 fr.

— Figures coloriées. 60 fr.

MOREAU (Alexis). ***Des grossesses extra-utérines.*** 1853, 1 vol. in-8. 2 fr. 50

MOREAU. ***Manuel des sages-femmes,*** contenant la saignée, l'application des ventouses, la vaccination, la description et l'usage des instruments relatifs aux accouchements, avec des notes sur plusieurs parties des accouchements (pour servir de complément aux principes d'accouchements de Baudelocque). 1839, 1 vol. in-12, avec figures. 2 fr.

MOREL. ***Traité des champignons*** au point de vue botanique, alimentaire et toxicologique, orné de plus de 100 figures. 1865, 1 vol. in-18 de 300 pages.

Prix : fig. noires. 4 fr.

Prix : fig. coloriées. 8 fr.

MOREL-LAVALLÉE. ***De la luxation de l'épaule en haut.*** 1858, in-8. 1 fr. 50

MOREL-LAVALLÉE. ***Appareil en gutta-percha pour la fracture des mâchoires*** et pour leur section et leur réaction. 1862, broch. in-8 de 40 pages, avec figures. 1 fr. 50

MOREL-LAVALLÉE. ***Sur la valeur relative des méthodes de traitement du rétrécissement de l'urèthre.*** Thèse de concours. 1857, in-4. 3 fr.

MOREL-LAVALLÉE. *Sur l'ostéite* et ses suites. Thèse de concours, 1847, in-8. 2 fr. 50

MOREL-LAVALLÉE. *Des rétractions accidentelles des membres.* 1845, in-8. 2 fr.

MOREL-LAVALLÉE. *Remarques pratiques sur une série d'amauroses guéries par un traitement très-simple.* In-8. 1 fr. 25

MOREL-LAVALLÉE. *Moyen nouveau et très simple de prévenir la roideur et l'ankylose dans les fractures,* bandage articulé. 1860, in-8. 1 fr. 25

MOREL-LAVALLÉE. *De la coxalgie sur le fœtus* et de son rôle dans la luxation congénitale du fémur. 1861, in-8. 1 fr. 25

MOREL-LAVALLÉE. *Cystite cantharidienne.* 1856, in-8. 2 fr.

MOREL-LAVALLÉE. *Épanchements traumatiques de sérosité.* 1850, in-8. 2 fr.

MOREL-LAVALLÉE. *Sur les corps étrangers articulaires.* Thèse de concours. 1853. 3 fr.

MOREL-LAVALLÉE. *Des luxations compliquées.* Thèse de concours, 1851, in-8. Prix. 3 fr.

MOREL-LAVALLÉE. *Des décollements traumatiques de la peau* et des couches sous-jacentes. 1863. Broch. in-8 de 80 pages. 2 fr.

MORIN. *Du magnétisme et des sciences occultes.* 1860, 1 vol. in-8. 6 fr.

MUNARET. *Le médecin des villes et des campagnes.* 4e édition, 1862, 1 vol. gr. in-18. 4 fr. 50

MUNARET. *Iconautographie de Jenner.* 1860, 1 vol. in-8. 2 fr. 50

MURPHY (W.). *De la fièvre puerpérale,* traduit de l'anglais, par M. le docteur Gentil. 1858, in-8. 60 c.

NAEGELE. *Manuel d'accouchements à l'usage des élèves sages-femmes,* nouvelle traduction de l'allemand sur la dernière édition, par M. le docteur Schlesinger-Rahier, augmentée et annotée par M. le docteur Jacquemier, ancien interne de la maison d'accouchements de Paris, suivi d'un appendice contenant la saignée, les ventouses, la vaccine et les préparations pharmaceutiques les plus usuelles et les plus simples, et terminé par un *Questionnaire* complet. (Ouvrage placé, par décision ministérielle, au rang des livres classiques des élèves sages-femmes de la Maternité de Paris.) 1 volume gr. in-18 avec 87 fig. Nouvelle édition, augmentée. (*Sous presse.*) 6 fr.

NÉLATON. *Éléments de pathologie chirurgicale,* par M. A. Nélaton, membre de l'Institut, professeur de clinique à la Faculté de médecine, chirurgien de l'Empereur, etc.

Seconde édition complétement remaniée.

Tome premier rédigé par M. le docteur Jamain, chirurgien des hôpitaux. 1 fort vol. gr. in-8. 9 fr.

Tome second (1re partie) rédigé par le docteur Péan, chirurgien des hôpitaux. 1 vol. gr. in-8 avec 200 figures dans le texte. 6 fr.

Les volumes suivants de la première édition sont encore en vente. Tome II, 8 fr. — Tome III, 6 fr. — Tome IV, 6 fr. — Tome V, 9 fr.

NÉLATON. *De l'influence de la position dans les maladies chirurgicales.* (Concours de clinique chirurg.), 1851, in-8. 2 fr. 50

NETTER. *Des cabinets ténébreux* dans le traitement de l'héméralopie. 1862, broch. in-8 de 60 pages. 2 fr.

NETTER. *Lettres sur la contagion.* Broch. in-8 de 40 pages. 1 fr. 50

NICAISE. *Des lésions de l'intestin dans les hernies.* 1866, in-8 de 120 pages Prix. 3 fr.

NICOD. *Traité sur les polypes et autres carnosités du canal de l'urèthre et de la vessie,* avec les meilleurs moyens de les détruire sans danger. 1835, 1 vol. in-8. 4 fr.

NIEMEYER. *Éléments de pathologie interne et de thérapeutique,* traduit, de l'allemand par MM. Culmann et Sengel (de Forbach), annotés par M. Cornil et précédés d'une introduction par M. le professeur Béhier, 1865-1866, 2 vol. grand in-8. 20 fr.

NOUVELLE PHARMACOPÉE DE LONDRES, ou Codex officiel d'Angleterre. Nouvelle traduction, par MM. Figuier et Nauce. 1841, 1 vol. in-32. 2 fr.

OLLIVIER (d'Angers). *Traité des maladies de la moelle épinière,* contenant l'histoire anatomique, physiologique, de ce centre nerveux chez l'homme. 3e édition 1837, 2 vol. in-8 avec 27 fig. 7 fr.

OLLIVIER (Clément). *Histoire physique et morale de la femme.* 1857, 1 vol. in-8. 5 fr.

ONIMUS. *De la théorie dynamique de la chaleur dans les sciences biologiques.* 1866, in-8. 3 fr.

ONIMUS ET VIRY. *Études critiques et expérimentales sur l'occlusion des orifices auriculo-ventriculaires.* 1865, in-8 de 60 pages. 1 fr. 25

ONIMUS ET VIRY. *Étude critique des tracés obtenus avec le cardiographe et le sphygmographe.* 1866, in-8 de 75 pages. 2 fr.

OURGAUD. *Précis sur les eaux thermo-minérales à base de chaux,* de soude et de magnésie d'Ussat-les-Bains (Ariége), et rapport sur la saison thermale de 1859, avec plans et notes historiques. 1859, 1 vol. in-8. 2 fr.

PADIOLEAU. *De la médecine morale* dans le traitement des maladies nerveuses, par M. le docteur Padioleau, médecin à Nantes. *Ouvrage couronné par l'Académie impériale de médecine.* 1864, 1 vol. in-8 de 256 pages. 4 fr. 50

PALLAS (Em.). *De l'influence de l'électricité atmosphérique et terrestre sur l'organisme,* et de l'effet de l'isolement électrique, considéré comme moyen curatif et préservatif d'un grand nombre de maladies. 1847, 1 vol. in-8. 3 fr. 50

PAPILLON. *Introduction à la philosophie chimique,* ouvrage dans lequel les rapports de la chimie et de la biologie sont établis conformément aux principes de la méthode positive. 1865, in-8. 1 fr. 50

PAQUET (A.). *Etudes sur les tumeurs blanches.* 1867, in-8 de 70 pages. 1 f. 50

PAQUET (F.). *La gutta-percha ferrée* appliquée à la chirurgie sur les champs de bataille et dans les hôpitaux. 1867, in-8. 1 fr. 50

PARCHAPPE. *Recherches sur l'encéphale,* sa structure, ses fonctions et ses maladies. *Premier mémoire,* volume de la tête et de l'encéphale chez l'homme. *Deuxième mémoire,* altérations de l'encéphale dans l'aliénation mentale. 1836-38, 2 vol. in-4. 3 fr. 50

PAULY. *Maladies de l'utérus,* d'après les leçons cliniques de M. Lisfranc faites à l'hôpital de la Pitié. 1836, 1 vol. in-8. 6 fr.

PAYAN (d'Aix). *Mémoire sur l'ergot de seigle,* son action thérapeutique et son emploi médical. 1841, in-8. 2 fr.

PELLETAN. *Clinique chirurgicale,* ou Mémoires et observations de chirurgie clinique et sur d'autres objets relatifs à l'art de guérir. 1810, 3 vol. in-8, fig. 12 fr.

PELLETAN. *Traité élémentaire de physique générale et médicale,* par P. PELLETAN, professeur de physique à la Faculté de médecine de Paris, 3e édition. 1838, 2 vol. in-8, avec fig. 14 fr.

PERCY. *Manuel du chirurgien d'armée,* ou Instruction de chirurgie militaire sur le traitement des plaies d'armes à feu, avec la méthode d'extraire de ces plaies les corps étrangers. 1830, in-12, fig. 2 fr. 50

PERSON. *Éléments de physique,* par le docteur PERSON, agrégé de la Faculté de médecine de Paris, agrégé de l'Université, professeur de physique à la Faculté des sciences de Besançon, etc. 1836-1841, 2 vol. in-8 de 1210 pages avec atlas in-4 de 675 fig. 12 fr.

PETIT (M. A.). *Collection d'observations cliniques* (ouvrage posthume). 1 vol. in-8. 3 fr.

PETIT. *Recherches statistiques sur l'étiologie du suicide.* 1850, in-4. 2 fr.

PETIT (de l'île de Ré). *La syphilis connaît-elle pour cause un principe spécifique,* ou n'est-elle que le résultat de l'irritation ? 1830, in-8. 1 fr. 50

PETIT (de Maurienne). *Mémoire sur le traitement de l'aliénation mentale.* 1843, in-8 de 114 pages. 2 fr.

PÉTREQUIN. *Mélanges de chirurgie,* ou Histoire médico-chirurgicale de l'Hôtel-Dieu de Lyon, depuis sa fondation jusqu'à nos jours, avec l'histoire spéciale de la syphilis dans cet hospice. 1845, 1 vol. in-8. 4 fr. 50

PÉTREQUIN. *Clinique chirurgicale de Lyon* (compte rendu). 1850, in-8. 2 fr. 25

PÉTREQUIN. *Action des eaux minérales d'Aix en Savoie dans les maladies des yeux.* 1852, in-8. 1 fr. 50

PÉTREQUIN. *De la taille et de la lithotritie ;* recherches sur l'étiologie et le traitement des principaux accidents. 1852, in-8. 2 fr.

PEYRAUD. *Histoire raisonnée des progrès que la médecine pratique doit à l'auscultation.* Ouvrage couronné par la Société de médecine de Bordeaux. 1840, 1 vol. in-8. 2 fr. 50

PHILIPS (J.-P.). *Cours théorique et pratique de braidisme,* ou Hypnotisme nerveux, considéré dans ses rapports avec la psychologie, la physiologie et la pathologie, et dans ses applications à la médecine, à la chirurgie, à la physiologie expérimentale, à la médecine légale et à l'éducation. 1860, 1 vol. in-8. 3 fr. 50

PHILIPS. *Influence réciproque de la pensée, de la sensation* et des mouvements végétatifs (mémoire lu à la Société psychologique), suivi d'un rapport fait à la Société, par M. le docteur Buchez. 1862, in-8. 1 fr.

PHILLIPS. *La chirurgie de M. Dieffenbach.* 1re partie avec 4 planches. 1840, 1 vol. in-8. 3 fr.

PHILLIPS. *De la ténotomie sous-cutanée,* ou Des opérations qui se pratiquent pour la guérison des pieds bots, du torticolis, de la contracture de la main et des doigts, des fausses ankyloses angulaires du genou, du strabisme, de la myopie, du bégayement, etc. 1841, 1 vol. in-8 avec 12 pl. 3 fr.

PHILLIPS. *Du bégayement et du strabisme,* nouvelles recherches. 1841, in-8. 1 fr. 25

PHILLIPS. *Des accidents produits par l'introduction des instruments chirurgicaux dans les voies urinaires, et de leur traitement.* 1858, in-8. 1 fr.

PHILLIPS. *Traité des maladies des voies urinaires.* 1860, 1 fort vol. in-8 avec 97 fig. intercalées dans le texte. 10 fr.

PICHARD. *Maladies des femmes.* Des ulcérations et des ulcères du col de la matrice et de leur traitement. 1848, 1 vol. gr. in-8 de 500 pages, avec 27 fig. 8 fr.

PIETRA-SANTA. *Enseignement médical en Toscane et en France.* 1853, in-8. 1 fr. 50

PIETRA-SANTA. *Influence des pays chauds sur la marche de la tuberculisation.* 1857, in-8. 1 fr. 50

PIGNÉ. *Annales de l'anatomie et de la physiologie pathologiques.* 1846, 1 vol. gr. in-8 de 290 pages, avec 55 figures représentant des pièces d'anatomie pathologique du musée Dupuytren. 7 fr.

PINEL. *Traité médico-philosophique sur l'aliénation mentale.* 2e édition entièrement refondue et très-augmentée. 1809, 1 vol. in-8. 7 fr.

PINEL (Scipion). *Traité de pathologie cérébrale* ou des maladies du cerveau. 1844, 1 vol. in-8. 5 fr.

PINETTE (Joseph). ***Auguste***, ou l'Éducation physique de l'enfance et de la jeunesse, dans ses rapports avec son éducation morale et intellectuelle, 1re partie. ***Manuel des mères.*** 1855, 1 vol. in-12. 2 fr.

PIORRY. ***Irritation encéphalique des enfants.*** 1823, in-8. 1 fr. 50

PIORRY. ***Du procédé opératoire à suivre dans l'exploration des organes par la percussion médiate***, accompagné de mémoires sur la circulation, les pertes de sang, le sérum du sang, la respiration, l'asphyxie, la strangulation, la submersion, la langue considérée sous le rapport du diagnostic, l'abstinence, la migraine, etc. 1835, 1 fort vol. in-8. 6 fr.

POINTE. ***Hygiène des colléges*** (autorisée par le conseil de l'Université). 1846, 1 vol. in-18. 4 fr. 50

POINTE. ***Loisirs médicaux et littéraires;*** recueils d'éloges historiques, de relations médicales de voyages, d'annotations diverses, etc., documents pour servir à l'histoire de Lyon. 1844, 1 vol. in-8. 4 fr. 50

PORTAL. ***Observations sur la nature et le traitement de l'hydropisie.*** 1824, 2 vol. in-8. 6 fr.

PORTAL. ***Observations sur la nature et le traitement de l'épilepsie.*** 1827, 1 vol. in-8. 5 fr.

PORTAL. ***Observations sur la nature et le traitement de la phthisie pulmonaire.*** 1809, 2 vol. in-8. 8 fr.

POUGENS. ***Dictionnaire de médecine et de chirurgie pratiques,*** mis à la portée des gens du monde, ou Moyens les plus simples et les mieux éprouvés de traiter toutes les infirmités humaines, et contenant les conseils pour conserver la santé. 2e édit. 1820, 4 vol. in-8. 12 fr.

POUGNET. ***Hiérarchie et centralisation.*** 1866, gr. in-8 de 146 pages. 3 fr.

POUTEAU. ***Œuvres posthumes de chirurgie.*** 1783, 3 vol. in-8. 9 fr.

PRAVAZ. ***Mémoire sur la réalité de l'art orthopédique.*** 1845, br. in-8. 3 fr.

PRESSENSÉ (Ed. de). ***Jésus-Christ,*** son temps, sa vie, son œuvre. 2e édition, 1866, 1 vol. in-8 de 680 pages. 7 fr. 50

Édition populaire format in-18 de 280 pages. 2 fr.

PUJOL. ***Œuvres de médecine pratique***, avec une notice sur sa vie et ses travaux, par F.-G. Boisseau. 1823, 4 vol. in-8. 10 fr.

QUETELET. ***Propositions de physique***, ou Résumé d'un cours de physique générale. 1834, 3 vol. in-18. 4 fr.

QUEVENNE ET BOUCHARDAT. ***Du lait.*** 1er fascicule : Instruction sur l'essai et l'analyse du lait (chimie légale); 2e fascicule : Du lait en général; des laits de femme, d'ânesse, de chèvre, de brebis, de vache en particulier. 1856, in-8. 6 fr.

— On vend séparément l'instruction pour l'essai et l'analyse du lait. 1856, in-8. 1 fr. 25

RÉCAMIER. ***Recherches sur le traitement du cancer*** par la compression méthodique simple et combinée, et sur l'histoire générale de la même maladie; suivies de notes : 1° sur les forces et la dynamétrie vitales; 2° sur l'inflammation et l'état fébrile. 1829, 2 vol. in-8, avec 20 fig. 5 fr.

RÉGNAULT. ***Mémoire sur une maladie particulière des genoux.*** 1861, in-8. 1 fr. 25

REMAK. ***Application du courant constant au traitement des névroses,*** leçons faites à l'hôpital de la Charité. 1865. in-8 de 41 pages. 1 fr. 50

RÉMUSAT (Charles de). ***Philosophie religieuse.*** De la théologie naturelle en France et en Angleterre. 1864, 1 vol. in-18 de la *Bibliothèque de philosophie contemporaine.* 2 fr. 5.

REMY. ***Essai d'une nouvelle classification de la famille des Graminées.*** *Première partie, **les Genres**.* 1861, 1 vol. in-8. 8 fr.

RENAULT DU MOTEY. ***Mémoire sur les fractures des os du métacarpe.*** 1854, in-4. 2 fr.

Répertoire de pharmacie. Recueil pratique paraissant tous les mois, publié par M. le professeur Bouchardat. Le prix d'abonnement est de 6 francs. Le *Répertoire de pharmacie* a commencé en juillet 1844. Le prix de la collection jusqu'en juillet 1866, 21 volumes, est de 75 francs.

Les années séparées, prises après leur publication, se vendent 5 *francs.*

REQUIN. ***Éléments de pathologie médicale.*** 1843-1863, 4 forts vol. in-8.
Prix de ces 4 volumes. 30 fr.
Le tome III se vend séparément. 6 fr.
Le tome IV se vend séparément. 8 fr.

Ce volume est rédigé de la manière suivante : les pyrexies par MM. Requin et Charcot; névroses par M. Axenfeld, et les maladies mentales par M. Brierre de Boismont.

Ces *Éléments* forment la partie *médicale* de l'ouvrage de pathologie entrepris par MM. Requin et Nélaton.

L'auteur aborde d'abord la pathologie générale, puis la pathologie spéciale, qu'il divise en nosographie organique et nosographie étiologique.

En tête de chaque chapitre se trouve une bibliographie médicale, contenant le nom et une courte analyse des opinions des auteurs qui ont écrit sur le même sujet. Viennent ensuite la synonymie, l'historique, la symptomatologie, les caractères anatomiques, l'étiologie, le diagnostic et la thérapeutique de chaque maladie.

REQUIN. ***Généralités de la physiologie;*** plan et méthode à suivre dans l'enseignement de cette science. 1831, in-4. 1 fr. 25

REQUIN. ***Des prodromes dans les maladies.*** 1840, in-8. 1 fr. 50

REQUIN. ***Des purgatifs*** et de leurs principales applications (thèse pour le concours de matière médicale). 1839, in-8. 2 fr.

REQUIN. ***De la spécificité dans les maladies*** (thèse pour la chaire de pathologie médicale). 1851, in-8. 2 fr.

Revue des sociétés savantes, page 17.

Revue des cours scientifiques et littéraires de la France et de l'étranger. Voyez page 6.

REY. ***Dégénération de l'espèce humaine*** et sa régénération. 1863, 1 vol. in-8 de 226 pages. 3 fr.

RIBES (de Montpellier). ***De l'anatomie pathologique*** considérée dans ses rapports avec la science des maladies. 1834, 2 vol. in-8. 12 fr.

RICHARD (Adolphe). ***Pratique journalière de la chirurgie.*** 1 beau vol. grand in-8, 1868, avec 300 figures originales.

RIGAUD. ***De l'anaplastie des lèvres,*** des joues et des paupières. 1841, 1 vol. in-8. 3 fr. 50

RIVALLIÉ. ***Traitement du cancer*** et des affections scrofuleuses par l'acide nitrique solidifié; emploi de l'alun dans le pansement des plaies. 1850, 1 vol. in-8, avec 3 fig. 4 fr. 50

RIVIÈRE. ***Éléments de géologie pure et appliquée,*** ou Résumé d'un cours de géologie industrielle et comparative. 1839, 1 vol. in-8, 280 fig. 7 fr.

ROBERT. ***Conférences de clinique chirurgicale*** faites à l'Hôtel-Dieu de Paris pendant l'année 1858-1859, par M. A. C. Robert, chirurgien de l'Hôtel-Dieu, membre de l'Académie de médecine, etc., recueillies et publiées sous sa direction par le docteur A. Doumic. 1 vol. in-8 de 550 pages avec 4 planches. 7 fr.

ROBERT (A.). ***Des anévrysmes de la région sus-claviculaire.*** 1842, in-8. 1 pl. 3 fr.

ROBERT (A.). ***Mémoire sur la nature de l'écoulement aqueux*** très-abondant qui accompagne certaines fractures de la base du crâne. 1846, in-8. 1 fr. 50

ROBERT (A.). ***Des affections granuleuses,*** ulcéreuses et carcinomateuses du col de l'utérus. 1848, 1 vol. in-8, avec 6 fig. coloriées. 3 fr. 50

ROBERT (A.). ***Des amputations partielles et de la désarticulation du pied*** (concours de médecine opératoire). 1850, in-8, 209 pages. 3 fr. 50

ROBERT (A.). ***Des vices congénitaux de conformation des articulations*** (concours de clinique chirurgicale). 1851, 1 vol. in-8 avec 2 fig. 3 fr. 50

ROBERT (A.). ***Considérations pratiques sur les varices artérielles du cuir chevelu.*** 1851, in-8. 1 fr. 50

ROBERT. ***Notice sur les eaux gazeuses alcalines et ferrugineuses d'Antogast.*** 1856, in-18. 60 c.

ROBERT. ***Notice sur Wolfach.*** Sa source ferrugineuse, ses bains, etc. 1858, in-18. 60 c.

ROBIN (Ch.) ET BÉRAUD. ***Éléments de physiologie de l'homme et des principaux vertébrés.*** 1856-57, 2 vol. g. in-18. 12 fr.

ROBIN (Ch). ***Journal de l'anatomie et de la physiologie*** normales et pathologiques de l'homme et des animaux, dirigé par M. le professeur Ch. Robin (de l'Institut), paraissant tous les deux mois par livraison de 7 feuilles grand in-8 avec planches.

Prix de l'abonnement, pour la France. 20 fr.
— pour l'étranger. 24 fr.

ROBIN (Ch.). ***Observations sur l'ostéogénie.*** 1851, in-8. 1 fr. 25

ROBIN (Ch.). ***Anatomie pathologique des cataractes en général.*** 1856, in-8. 1 fr. 50

ROBIN (Édouard). ***Mode d'action des anesthésiques par inspirations.*** 1852, in-8. 1 fr. 25

ROBIN (Édouard). ***Loi nouvelle régissant les différentes propriétés chimiques,*** et permettant de prévoir sans l'intervention des affinités, l'action des corps simples sur les composés binaires, spécialement par voie sèche, etc. 1853, in-8. 1 fr. 25

ROBIN (Édouard). ***L'albuminurie dans ses rapports avec l'hématose.*** L'éclampsie des femmes enceintes. 1854, in-8. 1 fr. 25

ROCHAU (de). ***Histoire de la Restauration en France.*** Traduit de l'allemand, par M. ROSENWALD. 1867, 1 vol. in-18 de la *Bibliothèque d'histoire contemporaine.* 3 fr. 50

ROGNETTA. ***Traité philosophique et clinique d'ophthalmologie*** basé sur les principes de la thérapeutique dynamique. 1844, 1 vol. in-8. 5 fr.

ROUSSET. ***Compte rendu des faits observés à la clinique d'accouchement de Bordeaux.*** 1855, in-8. 2 fr.

ROUX. ***Mémoire et observations sur la réunion de la plaie après l'amputation des membres.*** 1814, in-8. 1 fr. 25

ROUX. ***Discussions sur les tumeurs fibreuses du sein.*** 1844, in-8. 1 fr.

ROUX. ***Résections.*** Thèse, in-4. 1812. 2 fr. 50

ROUX. ***Faits et remarques sur les tumeurs fongueuses,*** sanguines ou anévrysmales des os. 1845, in-8. 1 fr.

ROUX. ***Résumé statistique de la clinique chirurgicale de l'Hôtel-Dieu.*** 1845, in-8. 3 fr.

ROUX. *Rapport sur des observations relatives à l'opération de la taille.* 1846, in-8. 1 fr.

ROUX. *Mémoire sur les exostoses et sur les opérations qui leur conviennent.* 1847, in-8. 1 fr.

ROUX. *Communication à l'Académie des sciences sur les effets de l'éther et du chloroforme.* 1847, in-4. 1 fr.

ROUX. *Faits et remarques pour servir à l'histoire de l'anévrysme artérioso-veineux.* 1850, in-8. 1 fr.

ROUX. *Quarante années de pratique chirurgicale.* 1854-1855, 2 vol. in-8. 6 fr.

RUFZ. *Quelques recherches sur les symptômes et sur les lésions anatomiques de l'hydrocéphale aiguë,* la fièvre puerpérale, la méningite et la méningo-céphalite chez les enfants. 1835, in-4. 1 fr. 50

RUFZ. *Enquête sur le serpent de la Martinique* (vipère fer-de-lance, Bothrops lancéolé). 1860, 2e édit., 1 vol. in-8, fig. 5 fr.

SAISSET (Émile). *L'âme et la vie,* suivi d'une étude sur l'esthétique française. 1864, 1 vol. in-18 de la *Bibliothèque de philosophie contemporaine.* 2 fr. 50

SAISSET (Émile). *Critique et histoire de la philosophie* (fragments et discours). 1864, 1 vol. in-18 de la *Bibliothèque de philosophie contemporaine.* 2 fr. 50

SANDRAS (feu) et BOURGUIGNON. *Traité pratique des maladies nerveuses.* 2e édition, entièrement refondue. 1860-1861, 2 vol. in-8. 12 fr.

SAPPEY. *Recherches sur l'appareil respiratoire des oiseaux.* 1847, 1 vol. gr. in-4, avec 12 fig. 9 fr.

SAUCEROTTE. *Tableau synoptique des races humaines,* montrant leur origine, leur distribution géographique, leurs caractères distinctifs, les peuples dérivés. Feuille gr. in-folio avec fig. col. 3 fr. 50

SCARPA. *Traité des maladies des yeux,* traduit de l'italien, par MM. Bousquet et Bellanger. Paris, 1821, 2 vol. in-8, avec fig. 5 fr.

SCARPA. *Traité de l'opération de la taille,* traduit de l'italien par C.-P. Ollivier (d'Angers), avec des additions et un mémoire sur la taille bilatérale. 182, 1 vol. in-8. 3 fr,

SCARPA ET LÉVEILLÉ. *Mémoires de physiologie et de chirurgie pratique.* 1804, 1 vol. in-8. 3 fr.

SCHANGE. *Précis sur le redressement des dents.* 1841, 1 vol. in-8. 2 fr.

SCHOEBEL. *Philosophie de la raison pure* avec un appendice de critique historique, 1865, 1 vol. in-18 de la *Bibliothèque de philosophie contemporaine.* 2 fr. 50

SCHWEIGGER. *Leçons d'ophthalmoscopie,* traduites de l'allemand par M. le docteur Herschell avec 3 planches lith. et des fig. dans le texte. 1865, in-8 de 144 pages. 3 fr. 50

SCHWEIGHÆUSER. *Pratique des accouchements en rapport avec l'expérience.* 1833, in-8. 5 fr.

SEGOND. *Programme de morphologie,* contenant une classification nouvelle des mammifères. 1862, in-8 de 96 pages. 2 fr.

SEGOND. *Comparaison morphologique des vertèbres du bassin et du sternum chez les oiseaux.* 1865, in-8 de 65 pages. 1 fr. 50

SELDEN (Camille). *La musique en Allemagne.* Étude sur Mendelssohn. 1867, 1 vol. in-8 de la *Bibliothèque de philosophie contemporaine.* 2 fr. 50

SEMANAS. ***Mémoire sur les fonctions du foie pendant la digestion, et sur les usages de la bile pour l'albumine digestive.*** 1851, in-8. 1 fr. 25

SERINGE. ***Éléments de botanique spécialement destinés aux établissements d'éducation.*** 1841, 1 vol. in-8, avec 28 planches gravées. 6 fr.

SERINGE. ***Flore des jardins et des grandes cultures,*** ou Description des plantes de jardins, d'orangeries et de grandes cultures, leur multiplication, l'époque de leur floraison et de leur fructification, et leur emploi. 1845 à 1849, 3 vol. in-8, de 1896 pages, avec 31 pl. fig. noires et color. 12 fr.

SERINGE. ***Flore du pharmacien,*** du droguiste et de l'herboriste, ou Description des plantes médicinales cultivées en France. 1852, 1 vol. in-12. 6 fr.

SERRE. ***Traité pratique de la réunion immédiate et de son influence sur les progrès récents de la chirurgie.*** 1837, 1 vol. in-8, avec 10 fig. 5 fr.

SERRE. ***Traité sur l'art de restaurer les difformités de la face selon la méthode par déplacement,*** ou Méthode française. 1842, 1 vol. in-8, et atlas in-4. 12 fr.

SERRE (d'Alais). ***Recherches sur l'origine et les progrès futurs de la clinique et sur la méthode à suivre dans l'enseignement de la partie chirurgicale de cette science.*** 1833, br. in-8. 1 fr. 50

SERRE (d'Alais). ***Mémoire sur l'inflammation de la peau,*** du tissu cellulaire, des veines et des vaisseaux; un nouveau traitement spécial. 1837, in-8. 2 fr. 50

SHRIMPTON. ***La guerre d'Orient,*** l'armée anglaise et miss Nightingale. 1864, in-8. 2 fr.

SHRIMPTON. ***Choléra-morbus,*** son siége, sa nature et son traitement. 1867, in 8 de 100 pages. 3 fr. 50

SICHEL. ***Leçons cliniques sur les lunettes*** et les états pathologiques consécutifs à leur usage irrationnel. 1848, 1 vol. in-8 de 148 pages. 3 fr. 50

SIÈREBOIS. ***Autopsie de l'âme,*** sa nature, ses modes, sa personnalité, sa durée. 1865, 1 vol. in-18 de 280 pages. 2 fr. 50

SIÈREBOIS. ***La morale fouillée dans ses fondements,*** essai d'anthropodicée. 1867, 1 vol. in-8 de 428 pages. 6 fr.

SNELLEN. ***Échelle typographique*** pour mesurer l'acuité de la vision, par le docteur Snellen, médecin de l'hôpital néerlandais pour les maladies des yeux à Utrecht. 1862, br. in-8. 4 fr.

SOLAYRÈS. ***Dissertation sur l'accouchement terminé par les seules forces de la mère,*** traduite du latin par le docteur Andrieux. 1842, in-8. 1 fr. 50

SOUS. ***Manuel d'ophthalmoscopie.*** 1865, 1 vol. in-8 de 136 pages avec 2 planches lithographiées. 4 fr.

SPURZHEIM. ***Observations sur la folie*** ou sur les dérangements des fonctions morales et intellectuelles de l'homme, avec 2 pl. Paris, 1818, in-8. 6 fr.

SPURZHEIM. ***Essai philosophique sur la nature morale et intellectuelle de l'homme.*** 1820, 1 vol. in-8. 4 fr. 50

SPURZHEIM. ***Essai sur les principes élémentaires de l'éducation.*** Paris, 1822, 1 vol. in-8. 3 fr. 50

STANSKI. ***Recherches sur les corps étrangers de la région sublinguale.*** 1846, in-8. 1 fr. 25

STOLL. ***Médecine pratique, avec les aphorismes de Stoll et de Boerhaave,*** trad. par Mahon, avec des notes par Pinel, Baudelocque, etc. Nouvelle édit. 1855, 1 vol. in-8. 3 fr. 50

SZERLECKI. ***Dictionnaire de thérapeutique*** contenant les moyens curatifs employés dans toutes les maladies par les médecins praticiens les plus distingués. 1837, 2 vol. in-8. 8 fr.

TAINE. ***Le positivisme anglais,*** étude sur Stuart Mill. 1864, 1 vol. gr. in-18 de la *Bibliothèque de philosophie contemporaine.* 2 fr. 50

TAINE. ***L'idéalisme anglais,*** étude sur Th. Carlyle. 1864, 1 vol. in-18 de la *Bibliothèque de philosophie contemporaine.* 2 fr. 50

TAINE. ***Philosophie de l'art.*** 1865, 1 vol. in-18 de la *Bibliothèque de philosophie contemporaine.* 2 fr. 50

TAINE. ***Philosophie de l'art en Italie.*** 1867, 1 vol. in-18 de la *Bibliothèque de philosophie contemporaine.* 2 fr. 50

TANCHOU. ***Recherches sur le traitement médical des tumeurs cancéreuses du sein,*** ouvrage pratique basé sur 300 observations, avec des planches et une statistique sur la fréquence de ces maladies. 1844, 1 vol. in-8. 3 fr.

TAINE. ***De l'idéal dans l'art.*** 1867, 1 vol. in-18 de la *Bibliothèque de philosophie contemporaine.* 2 fr. 50

TANCHOU. ***Enquête sur l'authenticité des phénomènes électriques d'Angélique Cottin.*** 1846, in-8. 1 fr. 50

TARDIEU. ***Supplément au Dictionnaire des dictionnaires de médecine français et étrangers,*** publié sous la direction de Fabre. 1851, 1 vol. in-8. 9 fr.

TARDIEU. ***Manuel de pathologie et de clinique médicales.*** 3e édition, corrigée et augmentée. 1866, 1 vol. grand in-18. 7 fr.

TAULE. ***Notions sur la nature et les propriétés de la matière organisée.*** 1866, in-8. 3 fr. 50

TAVERNIER. ***Notice sur le traitement des difformités de la taille,*** au moyen de la ceinture à inclinaison, sans lits à extension ni béquille, etc. 1844, gr. in-8. 2 fr.

TAVIGNOT. ***Recherches sur les affections glaucomateuses.*** 1856, br. in-8. 1 fr. 25

TERME ET MONTFALCON. ***Nouvelles considérations sur les enfants trouvés,*** suivies des rapports sur l'histoire des enfants trouvés, par MM. BENOISTON DE CHATEAUNEUF et VILLEMAIN. Lyon, 1838, in-8. 1 fr. 50

THIERY (de Langon). ***Traité de l'asthme.*** 1859, 1 vol. in-8. 5 fr.

THÉVENIN. ***Hygiène publique,*** analyse du rapport général des travaux du conseil de salubrité de la Seine de 1849 à 1858. 1863, 1 vol. in-18. 2 fr. 50

THIAUDIÈRE. ***Observations sur deux cas remarquables d'accouchements laborieux.*** 1830, in-8. 1 fr. 25

THIAUDIÈRE. ***De l'exercice de la médecine en province et à la campagne,*** considéré dans ses rapports avec la pratique. 1839, in-8. 2 fr.

THULIÉ. ***La folie et la loi,*** 2e édition. 1867, 1 vol. in-8 de 240 pages. 3 fr. 50

TISSANDIER. ***Des sciences occultes et du spiritisme.*** 1866, 1 vol. in-18 de la *Bibliothèque de philosophie contemporaine.* 2 fr. 50

TISSOT. ***L'onanisme.*** Dissertation sur les maladies produites par la masturbation; nouvelle édition, revue, corrigée, entièrement refondue, augmentée des travaux des médecins modernes, et suivie du poëme intitulé : ONAN, ou LE TOMBEAU DU MONT-CINDRE, par Marc-Antoine Petit (de Lyon). 1856, 1 vol. grand in-18 de 288 pages. 2 fr. 50

TRIQUET. ***Nouvelles recherches d'anatomie et de pathologie sur la région parotidienne.*** 1852, in-8. 1 fr.

TURCK. ***Mémoire sur la nature de la fièvre typhoïde et sur le traitement à lui opposer.*** 1843, in-8. 1 fr.

VACQUEZ. ***Chirurgie conservatrice.*** Mémoire sur l'amputation sous-astragalienne; extirpation du calcanéum. 1859, in-4, fig. 3 fr. 50

VALCOURT (de). ***Climatologie des stations hivernales du midi de la France*** (Pau, Amélie-les-Bains, Hyères, Cannes, Nice, Menton). 1865, 1 vol. in-8. 3 fr.

VALCOURT (de). ***Cannes et son climat.*** 1866, 1 vol. in-18 de 155 pages. 2 fr.

VAUCHER. ***Histoire des conferves d'eau douce,*** suivie de l'histoire des *Tremelles* et des *Ulves.* 1803, 1 vol. in-4, avec 92 figures. 6 fr.

VAUQUELIN. ***De l'application de la suture enchevillée,*** à l'opération de l'entropion spasmodique au moyen d'une nouvelle cheville. 1857, br. in-8. 1 fr. 50

VELPEAU. ***Leçons orales de clinique chirurgicale*** faites à l'hôpital de la Charité, par M. le professeur Velpeau, recueillies et publiées par MM. les docteurs Jeanselme et P. Pavillon. 1840-1841, 3 vol. in-8. 21 fr.

VELPEAU. ***Mémoire sur les anus contre nature dépourvus d'éperon,*** et sur une nouvelle manière de les traiter. 1836, in-8. 1 fr. 50

VELPEAU ET BÉRAUD. ***Manuel d'anatomie chirurgicale, générale et topographique,*** par M. Velpeau, membre de l'Institut, professeur à la Faculté de médecine de Paris, et M. Béraud, chirurgien des hôpitaux. 1862, 1 vol. in-18 de 622 pages. 7 fr.

VENOT. ***Emploi thérapeutique de l'oléo-stéarate de mercure.*** 1857, in-8. 1 fr.

VÉNOT. ***Loisirs poétiques d'un spécialiste,*** 1865. in-8 de 200 pages. 2 fr. 50

VÉRA (A). ***Essais de philosophie hégélienne,*** 1865. 1 vol. in-18 de la *Bibliothèque de philosophie contemporaine.* 2 fr. 50

VÉRA. ***Introduction à la philosophie de Hégel.*** 1 vol. in-8, 1864, 2e édition. 6 fr. 50

VÉRA. ***Logique de Hégel,*** traduite pour la première fois et accompagnée d'une introduction et d'un commentaire perpétuel. 1859, 2 vol. in-8. 12 fr.

VÉRA. ***Philosophie de la nature de Hegel,*** traduite pour la première fois et accompagnée d'une introduction et d'un commentaire perpétuel. 1863-1865, 3 vol. in-8. 25 fr.

Les tomes II et III se vendent séparément, chaque. 8 fr. 50

VÉRA. ***Philosophie de l'esprit de Hegel,*** traduite pour la première fois et accompagnée de deux introductions et d'un commentaire perpétuel. 1867, tome I, 1 vol. in-8 de 472 pages. 9 fr.

VÉRA. ***L'hégélianisme et la philosophie.*** 1861, 1 vol. in-12. 3 fr. 50

VÉRA. ***Mélanges philosophiques.*** 1862, 1 vol. in-8. 5 fr.

VÉRA. ***Problème de la certitude.*** 1845, 1 vol. in-8. 3 fr. 50

VÉRA. ***Platonis, Aristotelis et Hegelii,*** de medio termino doctrina. 1854, 1 vol. in-8. 1 fr. 50

VERNEUIL. ***Le système veineux*** (anatomie et physiologie), *concours d'agrégation.* 1853, 1 vol. in-8. 3 fr. 50

VERNEUIL. ***Mémoire sur quelques points de l'anatomie du pancréas.*** 1851, in-8. 1 fr. 25

VÉRON (Eug.). ***Histoire de la Prusse depuis la mort de Frédéric II jusqu'à la bataille de Sadowa.*** 1867, in-18 de la *Bibliothèque d'histoire contemporaine.* 3 fr. 50

VIGAROUX. ***Cours élémentaire des maladies des femmes,*** ou Essai sur une nouvelle méthode pour étudier et classer ces maladies. 1801, 2 vol. in-8. 3 fr.

VILETTE DE TERZÉ. ***La vaccine,*** ses conséquences funestes démontrées par les faits, l'observation, l'anatomie pathologique et l'arithmétique (réponse au Questionnaire anglais relatif à la vaccine). 1857, in-8. 3 fr.

VINGTRINIER. ***Des épidémies qui ont régné dans l'arrondissement de Rouen, de*** 1814 ***à*** 1850, in-8. 1 fr. 25

VIRCHOW. ***Pathologie des tumeurs,*** cours professé à l'Université de Berlin, traduit de l'allemand, par le docteur Aronssohn. 1867, t. I, 1 vol. gr. in-8 avec 106 figures intercalées dans le texte. 12 fr.

VIRCHOW. ***Des trichines, à l'usage des médecins et des gens du monde,*** traduit de l'allemand avec l'autorisation de l'auteur, par E. Onimus, élève des hôpitaux de Paris. 1864, in-8 de 55 pages et planche coloriée. 2 fr.

VIREY. ***L'art de perfectionner l'homme,*** ou De la médecine spirituelle et morale. 1808, 2 vol. in-8. 8 fr.

VIREY. ***Traité complet de pharmacie théorique et pratique,*** 4e édit. 1840, 2 vol. in-8. 6 fr.

VOISIN (Félix). ***De l'homme animal.*** 1839, 1 vol. in-8. 7 fr. 50

VULPIAN. ***Leçons de physiologie générale et comparée du système nerveux*** faites au Muséum d'histoire naturelle, recueillies et rédigées par M. Ernest Brémond. 1866, 1 fort vol. in-8. 10 fr.

WILLEMIN. ***Clinique médicale de Vichy*** pendant la saison 1862. Broch. in-8 de 42 pages. 1 fr. 25

WILLEMIN. ***Des coliques hépatiques*** et de leur traitement par les eaux de Vichy. 1862, 1 vol. in-8 de 48 pages. 3 fr.

WOILLEZ (Madame). ***Les médecins moralistes,*** code philosophique et religieux extrait des écrits des médecins anciens et modernes, notamment des docteurs français contemporains, avec un discours préliminaire de feu le professeur Brachet (de Lyon) et une notice par le docteur Descuret. 1862, in-8. 6 fr.

ZAALBERG. ***La religion de Jésus*** et la tendance moderne, traduit du hollandais, avec un avant-propos par M. A. Reville. 1866, t. I, 1 vol. in-18. 3 fr. 50

ZAGIELL. ***Des maladies des yeux régnantes*** en Afrique, en Égypte et en Nubie. In-8 de 59 pages. 2 fr.

ZIMMERMANN. ***De la solitude,*** des causes qui en font naître le goût, de ses inconvénients, de ses avantages et de son influence sur les passions, l'imagination, l'esprit et le cœur; traduit de l'allemand par M. Jourdan. Nouvelle édition. 1840, in-8. 3 fr. 50

OUVRAGES SCIENTIFIQUES

PARUS EN 1866 ET EN 1867.

ANGER (Benjamin). **Traité iconographique des maladies chirurgicales,** précédé d'une introduction par M. le professeur Velpeau. 1866, in-4. Chaque livraison est composée de huit planches et du texte correspondant. Prix. 12 fr.

Tous les exemplaires sont coloriés.— La première partie (Luxation et Fractures) est terminée ; elle est composée de 12 livraisons et demie (100 planches contenant 254 figures et 127 bois), et coûte reliée. 150 fr.

BAUDRIMONT. **Théorie de la formation du globe terrestre,** pendant la période qui a précédé l'apparition des êtres vivants. 1 vol. in-18. 2 fr. 50

BERNARD (Claude). **Leçons sur les propriétés des tissus vivants** faites à la Sorbonne, rédigées par M. Émile ALGLAVE, avec 94 fig. dans le texte. 1866, 1 vol. in-8. 8 fr.

BILLROTH. **Traité de pathologie chirurgicale générale,** traduit de l'allemand par MM. Culmann et Sengel, précédé d'une introduction, par M. VERNEUIL. 1 fort vol. gr. in-8, avec 100 fig. dans le texte. 14 fr.

EM. BLANCHARD. **Métamorphoses, mœurs et instincts des insectes,** magnifique volume in-8 jésus avec 200 figures intercalées dans le texte et 40 planches tirées à part. Prix broché. 30 fr.

Prix relié en demi-maroquin. 35 fr.

BOCQUILLON. **Manuel d'histoire naturelle médicale.** 1 vol. in-18 avec 300 fig. dans le texte. Prix de l'ouvrage complet. 12 fr.

BOUCHUT ET DESPRÉS. **Dictionnaire de thérapeutique médicale et chirurgicale,** comprenant le résumé de la médecine et de la chirurgie, les indications thérapeutiques de chaque maladie, la médecine opératoire, les accouchements, l'odontechnie, l'oculistique, les maladies d'oreilles, l'électrisation, la matière médicale, les eaux minérales et un choix de formules thérapeutiques. 1866, 1 vol. gr. in-8 de 1600 pages à deux colonnes, avec 900 figures intercalées dans le texte. Prix. 23 fr.

Relié en demi-maroquin, plats de toile. 26 fr. 50

BOUCHUT. **Diagnostic des maladies du système nerveux par l'ophthalmoscopie.** 1866, 1 vol. in-8 avec atlas de planches coloriées. 9 fr.

BUCHNER. **Science et nature,** essais de philosophie et de science naturelle ; traduit de l'allemand par M. DELONDRE. 2 vol. in-18 de la *Bibliothèque de philosophie contemporaine.* 5 fr.

CABADÉ. **Essai sur la physiologie des épithéliums** avec planches gravées. 1 vol. in-8. 2 fr. 50

CLÉMENCEAU. **De la génération des éléments anatomiques,** précédé d'une introduction par M. le professeur Robin. 1867, in-8. 5 fr.

Conférences historiques de la Faculté de médecine faites pendant l'année 1865 (*Les chirurgiens érudits*, par M. Verneuil. — *Gui de Chauliac*, par M. Follin. — *Celse*, par M. Broca. — *Wurtzius*, par M. Trélat. — *Rioland*, par M. Lefort. — *Levret*, par M. Tarnier. — *Harvey*, par M. Béclard. — *Stahl*, par M. Lasègue. — *Jenner*, par M. Lorain. — *Jean de Vier et les Sorciers*, par M. Axenfeld. — *Laennec*, par M. Chauffard. — *Sylvius*, par M. Gubler. — *Stohl*, par M. Parrot). 1 vol. in-8. 6 fr.

DAMASCHINO. **Des différentes formes de la pneumonie aiguë des enfants.** 1867, 1 vol. in-8. 3 fr. 50

D'ASSIER. **Physiologie du langage phonétique,** in-18. 2 fr. 50

DESCHAMPS (d'Avallon). **Compendium de pharmacie pratique** comprenant un traité complet de géologie, de minéralogie, de phytologie, de zoologie, une pharmacologie raisonnée, complète, suivie de notions de photographie et d'un prix courant très-détaillé à l'usage des pharmaciens.

FAIVRE. **De la variabilité de l'espèce.** 1868, 1 vol. in-18 de la *Bibliothèque de philosophie contemporaine.* 2 fr. 50

FAU. **Anatomie des formes du corps humain** à l'usage des peintres et des sculpteurs. 1866, 1 vol. in-8 avec atlas, in-folio de 25 planches.
Prix fig. noires. 20 fr.
— coloriées. 35 fr.

GARNIER. **Dictionnaire annuel des progrès des sciences et institutions médicales,** suite et complément de tous les dictionnaires, précédé d'une introduction, par M. le docteur Amédée Latour. 3e année, 1866. 6 fr.

GAVARRET. **Des images par réflexion et par réfraction.** 1867, 1 vol. in-18 de 190 pages avec 80 figures dans le texte. 3 fr. 50

GIRAUD-TEULON. **De l'œil,** notions élémentaires sur la fonction de la vue et ses anomalies. 1 vol. in-18, avec figures dans le texte. 2 fr.

GOUBERT. **Manuel de l'art des autopsies cadavériques,** surtout dans ses applications à l'anatomie pathologique, précédé d'une lettre de M. le professeur Bouillaud. 1 vol. in-18 de 500 pages avec 145 figures dans le texte. 6 fr.

GRÉHANT. **Manuel de physique médicale.** 1 vol. in-18 avec 300 figures dans le texte. 12 fr.

GUINER. **Essai de pathologie et de clinique médicales,** contenant des recherches spéciales sur la forme pernicieuse de la maladie des marais, la fièvre typhoïde, la diphthérie, la pneumonie, la thoracentèse chez les enfants, le carreau, etc. 1866, 1 vol. in-8. 8 fr.

HÉRARD ET CORNIL. **De la phthisie pulmonaire,** étude anatomo-pathologique et clinique. 1867, 1 fort vol. in-8 avec figures dans le texte et planches coloriées. Prix. 10 fr.

JAMAIN. **Manuel d'anatomie descriptive** et de préparations anatomiques. 1867, 3e édition très-augmentée, avec 223 figures intercalées dans le texte. 12 fr.

JANET (Paul). **Le cerveau et la pensée.** 1867, 1 vol. in-18 de la *Bibliothèque de philosophie contemporaine.* 2 fr. 50

LAUGEL (Auguste). **Les problèmes de la vie.** 1867, 1 vol. in-18 de la *Bibliothèque de philosophie contemporaine.* 2 fr. 50

LAUGEL. **Les problèmes de l'âme.** 1 vol. de la *Bibliothèque de philosophie contemporaine.* 2 fr. 50

LAUGEL. **La voix, l'oreille et la musique.** 1 vol. in-8 de la *Bibliothèque de philosophie contemporaine.* 2 fr. 50

LETOURNEAU. **Physiologie des passions.** 1868, 1 vol. in-18, de la *Bibilothèque de philosophie contemporaine.* 2 fr. 50

LEYDIG. **Traité d'histologie comparée de l'homme et des animaux,** traduit de l'allemand par M. le docteur Lahillonne. 1 fort vol. in-8 avec 200 figures dans le texte. 1866. 15 fr.

LIEBIG. **Le développement des idées dans les sciences naturelles,** études philosophiques. In-8. 1 fr. 25

LONGET. **Mouvement circulaire de la matière dans les trois règnes,** tableaux comprenant un aperçu des fonctions nutritives dans les êtres organisés, avec figures coloriées; cartonné. 1866. 7 fr.

LUBBOCK. **L'homme avant l'histoire,** étudié d'après les monuments et les costumes retrouvés dans les différents pays de l'Europe, suivi d'une description comparée des mœurs des sauvages modernes, traduit de l'anglais par M. Ed. BARBIER, avec 156 figures intercalées dans le texte. 1867, 1 beau vol. in-8, broché. 15 fr.
Relié en demi-maroquin avec nerfs. 18 fr.

MAREY. **Du mouvement dans les fonctions de la vie.** 1868, 1 vol. in-8 avec 200 figures dans le texte. 12 fr.

La médecine à l'Exposition universelle de 1867. Guide-catalogue contenant la description des instruments de physique et de chirurgie, les plans d'hôpitaux modèles et d'asiles d'aliénés, et le détail de tous les objets exposés par la Société internationale des secours aux blessés militaires des armées de terre et de mer. *Ouvrage publié par la Société médicale allemande de Paris.* 1 vol. in-18. 1 fr. 50

MEUNIER (Victor). **La Science et les savants en 1866.** 1 vol. in-18. 3e année. 3 fr. 50

MIQUEL. **Lettres médicales d'un vétéran de l'école de Bretonneau à M. le professeur Trousseau** pour mettre un terme à des erreurs professées sur les maladies éruptives et la spécificité. 1 vol. gr. in-8. 7 fr.

MOLESCHOTT (J.). **La circulation de la vie,** lettres sur la physiologie en réponse aux Lettres sur la chimie de Liebig, traduit de l'allemand par M. le docteur CAZELLES. 2 vol. in-18 de la *Bibliothèque de philosophie contemporaine.* 5 fr.

NÉLATON. **Éléments de pathologie chirurgicale.** Deuxième édition complétement remaniée.

Tome premier, rédigé par M. le docteur JAMAIN. 1 vol. gr. in-8. 9 fr.

Tome second (première partie), rédigé par M. le docteur PÉAN. 1 vol. gr. in-8, avec 200 figures dans le texte. 6 fr.

NIEMEYER. **Éléments de pathologie interne et de thérapeutique,** traduits de l'allemand par MM. Culmann et Sengel (de Forbach), annotés par M. CORNIL et précédés d'une introduction par M. le professeur BÉHIER. 1865-1866, 2 vol. grand in-8. 20 fr.

ONIMUS. **De la théorie dynamique de la chaleur dans les sciences biologiques.** 1866. 3 fr.

RICHARD (Adolphe). **Pratique journalière de la chirurgie.** 1 beau vol. grand in-8 avec 300 figures originales, 1868. (*Sous presse.*)

ROBIN. **Anatomie microscopique. — Des éléments anatomiques. — Des épithéliums.** — Anatomie et physiologie comparées. 1 vol. gr. in-8 à 2 colonnes. 4 fr. 50

TAULE. **Notions sur la nature et les propriétés de la matière organisée.** 1866. 3 fr. 50

THULIÉ. **La folie et la loi.** 1867, 2e édit. in-8. 3 fr. 50

SAIGEY. **La physique moderne,** essai sur l'unité des phénomènes naturels. 1 vol. in-18 de la *Bibliothèque de philosophie contemporaine.* 2 fr. 50

VIRCHOW. **Pathologie des tumeurs.** Cours professés à l'université de Berlin, traduit de l'allemand par M. le docteur ARONSSHON, professeur agrégé à la Faculté de Strasbourg. Tome premier. 1 vol. grand in-8, avec 106 figures. 12 fr.

VULPIAN. **Leçons de physiologie générale et comparée du système nerveux** faites au Muséum d'histoire naturelle, recueillies et rédigées par M. Ernest BRÉMOND. 1866, 1 fort vol. in-8. 10 fr.

BIBLIOTHÈQUE

DES

SCIENCES NATURELLES

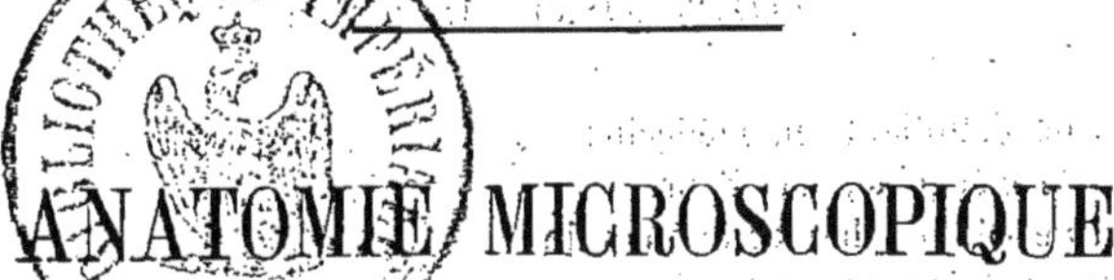

ANATOMIE MICROSCOPIQUE

DES ÉLÉMENTS ANATOMIQUES — DES ÉPITHÉLIUMS

(ANATOMIE ET PHYSIOLOGIE COMPARÉES)

Par Ch. ROBIN

Membre de l'Institut, professeur d'histologie à la Faculté de médecine

1 vol. gr. in-8 à deux colonnes. . . . . . . 4 fr. 50

Doivent paraître prochainement dans cette collection :

Ch. ROBIN. **Anatomie microscopique.**—Des tissus et des sécrétions.

OLIVIER MOQUIN-TANDON. **Physiologie générale.** — De la génération spontanée.

ÉLIE DE BEAUMONT. **Histoire de la Terre.** — Système des montagnes.

J. DESNOYERS. **Histoire de la Terre.** — Des cavernes à ossements et de l'Homme fossile.

BRONGNIART. **Histoire de la Terre.** — Paléontologie végétale. (Tableau des familles de végétaux fossiles.)

Paris. — Imprimerie de E. Martinet, rue Mignon, 2.

TABLE DES MATIÈRES

BIBLIOTHEQUE NATIONALE DE FRANCE
3 7531 03287625 3

www.ingramcontent.com/pod-product-compliance
Ingram Content Group UK Ltd.
Pitfield, Milton Keynes, MK11 3LW, UK
UKHW020123200726
13856UKWH00002B/703